科普中国行动·家庭医生丛书

2

高血压那些事

主　　编　李建平

本册主编　刘志浩

诊断治疗

天津出版传媒集团

天津科学技术出版社

以医学科普，济世救人

序

党的二十大报告将“健康中国”作为我国2035年发展总体目标的一个重要方面，提出“把保障人民健康放在优先发展的战略位置，完善人民健康促进政策”。

当前我国心脑血管疾病发病持续处于攀升阶段，全面防治心脑血管疾病是实现“健康中国2030”的重要部分。要对心脑血管病加以治疗和预防就要先从预防治疗高血压开始。

为了响应国家号召，为“健康中国”行动添点柴加点油，我们组织了全国各地三甲医院、各地医学院的同仁，编写出版了这套丛书。

整部丛书涵盖了高血压病的全周期，分别单独成册，组成一个内容联系紧密的系列丛书。丛书由7本书组成，分别是《高血压那些事·常识篇》《高血压那些事·诊断治疗篇》《高血压那些事·预防保健篇》《高血压那些事·中医治疗篇》《高血压那些事·营养食谱篇》《高血压那些事·病例详解篇》《高血压那些事·患者500问》。

在撰写这套丛书时，我们始终秉持着一个简单而明确的目标：用通俗易懂的语言，让读者轻松了解高血压的复杂性，学会如何在日常生活中有效管理疾病。我们深知，高血压不仅仅是一个血压数值的变化，它更是我们身体是否健康的一个警示信号。掌握有关高血压的科学知识，不仅能帮助我们更好地控制血压，还能预防许多严重的心脑血管疾病，提升生活质量。

本丛书从高血压的各种基本概念入手，配以各种可爱优美的漫画，以浅显直白的语言逐步深入探讨高血压疾病的各个方面。无论您是刚刚被诊断为高血压，还是已经与之共处多年的患者，本书都能为您提供科学、实用的建议，帮助您走出诊疗误区，找到适合自己的健康管理之道。

本丛书不仅适用于高血压患者本人，也能为医务工作者特别是基层一线的医务工作者提供有益的参考。

愿本丛书能成为您健康之路上的一盏明灯，照亮您人生健康长寿的方向。

记住，高血压并不可怕！科学的管理和正确的生活方式将让您享有长久的健康与幸福。

北京大学第一医院副院长
北京大学第一医院主任医师
北京大学医学部博士生导师
美国哈佛大学医学博士后
国家健康科普专家库成员

——[signature]

前言

高血压，这个在人们耳熟能详的名词背后，隐藏着许多未被充分了解的真相。它不是一夜之间悄然而至的疾病，而是伴随着现代生活方式的改变，逐渐影响我们健康的隐形杀手。

随着人口的老龄化和生活节奏的加快，高血压已成为一种普遍存在且持续增长的公共健康挑战。如何正确理解、科学诊断、有效治疗高血压，已经成为我们每个人、每个家庭都不可忽视的日常之一。

在撰写这本书时，我们始终秉持着一个简单而明确的目标：用通俗易懂的语言，让读者轻松理解高血压的复杂性，学会如何在日常生活中有效预防与治疗这种疾病。我们深知，高血压不仅仅是一个血压数值的变化，它更是我们身体健康与否的一个警示信号。掌握有关高血压的预防与治疗的医学知识，不仅能帮助我们更好地控制血压，还能预防许多严重的心脑血管疾病，提高生活质量。

本书的内容从高血压的各种基本概念入手，逐步深入探讨其诊断和治疗的各个方面。无论您是刚刚被诊断为高血压，还是已经与之共处多年的患者，都希望本书能为您提供科学、实用的建议，帮助您走出诊疗误区，找到适合自己的健康管理之道。

本书中，我们将通过真实的案例分析，解答常见问题，并提出个性化的治疗建议。这些内容不仅适用于高血压患者本人，也希望能为关注自己健康的普通读者提供有益的参考。我们相信，通过阅读和实践书中的内容，读者能够更好地了解自己的身体，掌控健康，享受更加美好的生活。

愿这本书能成为您健康之路上的一盏明灯，照亮前行的方向。

记住，高血压并不可怕，科学的管理和正确的生活方式将让您享有长久的健康与幸福。

编写委员会

主编

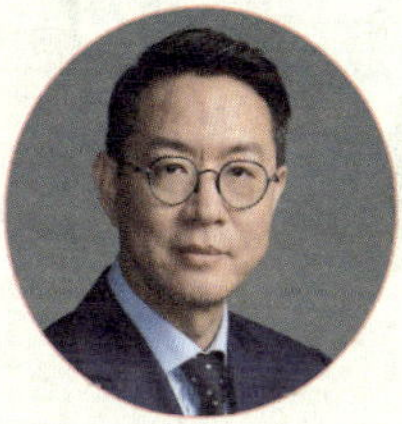

李建平

北京大学第一医院副院长、北京大学第一医院主任医师、北京大学医学部博士生导师、美国哈佛大学医学博士后、国家健康科普专家库成员。

分册主编

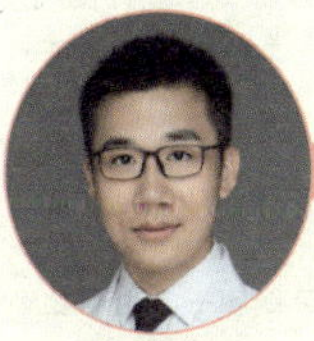

翁浩宇

《高血压那些事 · 常识篇》主编
《高血压那些事 · 预防保健篇》主编
《高血压那些事 · 病例详解篇》主编

北京大学第一医院心血管内科副主任医师，北京大学医学部博士。临床擅长冠心病、冠心病介入治疗、心脏瓣膜病、肺动脉高压等疾病的诊治。

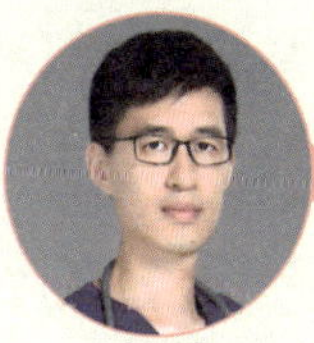

刘志浩

《高血压那些事 · 诊断治疗篇》主编
《高血压那些事 · 患者 500 问》主编

北京大学第一医院主治医师，北京大学临床医学博士、博士后。擅长冠心病介入治疗，以及高血压、心律失常、心力衰竭、心肌病等疾病的诊治。

张学智

《高血压那些事 · 中医治疗篇》主编

岐黄学者，医学博士、教授、主任医师、博士生导师。现任北京大学中西医结合研究所所长，北京大学中西医结合学系副主任，北京市中西医结合临床研究所常务副所长。国家重点专科中医老年病学术带头人，北京市复合型中医药学术带头人。北京地区首届群众喜爱的中青年名中医。

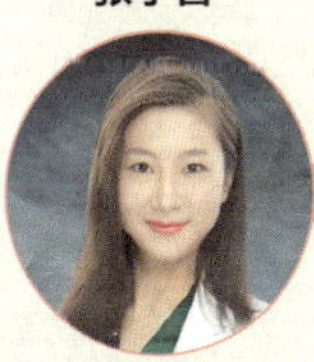

窦　攀

《高血压那些事 · 营养食谱篇》主编

北京大学第一医院临床营养科副主任医师，中国营养学会理事，北京医学会临床营养分会委员，北京市健康科普专家，中国科协“青年人才托举工程”托举人才，第七届“敬佑生命 · 荣耀医者”科普人文奖获得者。

编委（按姓氏笔画排序）

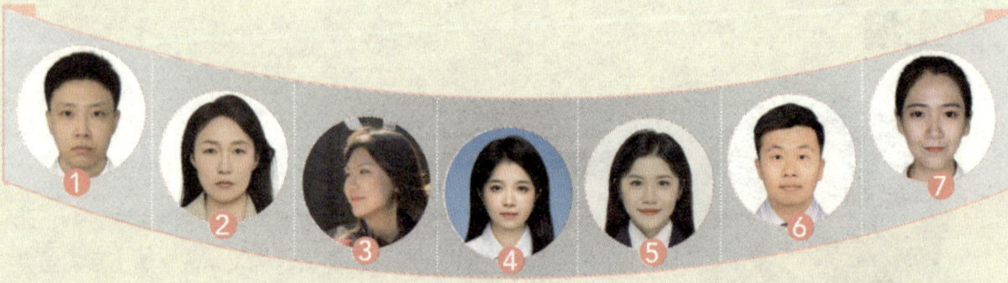

① 王晓岑

男，医师，天津市心脏学会体外循环专业委员会委员。本科毕业于青岛大学临床医学系，硕士毕业于河北北方学院人体解剖与组织胚胎学专业。从事临床工作 8 年，曾就职于北京丰台右安门医院心脏介入科，并于中国人民解放军总医院（301 医院）完成进修。现就职于中国人民武装警察部特色医学中心胸心血管外科，主要擅长心脏大血管的诊疗。

② 齐彩芝

女，北京中医药大学中医学中药专业。

③ 闫悦

女，英国爱丁堡大学医学院公共卫生硕士。专注于高血压及心脑血管领域的科普创作，擅长将复杂的医学知识用通俗易懂的语言传递给大众，致力于提升全民健康意识与疾病预防能力。

④ 陈彦宇

女，医师，毕业于福建医科大学临床医学系，从事临床工作 5 年。

⑤ 陈梦云

女，北京协和医学院医学硕士，本科毕业于郑州大学临床医学系。

⑥ 徐家宝

男，养生保健医生，天津中医药大学中医学硕士，长期专注于中西医结合临床营养治疗，擅长高血压及各种老年病的日常保健。

⑦ 徐巧茜

徐巧茜，女，医师，广西中医药大学中西医结合临床专业心血管内科方向医学硕士，长期从事血管疾病的中医、中西医结合临床、科研以及药膳研发工作。

目录 CONTENTS

第一章 测量血压

第二章 高血压的检查与诊断

第三章 高血压的治疗

第四章 高血压个体化用药方案

第五章 高血压的家庭急救预案

第六章 高血压诊疗的误区与常见问题

结语

第一章 测量血压

一、血压计的类型有哪些？

（一）传统血压计

传统血压计包括水银血压计和表式血压计，其在准确性和可靠性方面具有优势。然而，现在电子血压计的使用非常普遍，测量的准确性也越来越高。同时，水银对环境的破坏性较强。《中国高血压防治指南（2024版）》已经不推荐使用水银血压计了。

1.结构组成

水银柱（水银血压计）/ 血压表（表式血压计）： 它们都是血压计的核心部分，区别在于水银血压计的内部装满了水银，而表式血压计则没有，取而代之的是一个带有刻度的压力表，但它们都可以准确显示出血压值。

充气袖带：通常由柔软的材料制成，是一个小臂环，缠绕在你的上臂部位，通过橡胶管与血压计连接。

气泵和放气阀：气泵是一个橡皮球，用它给袖带充气；放气阀是位于气泵右侧的一个小旋钮，用来控制放气速度。

听诊器：是用来听取血流声音，协助判断血压值的工具。

2.测量原理

无论是水银血压计还是表式血压计，其测量原理均基于柯氏音法，由俄国医生Korotkoff提出。当所用袖带施加的压力高于心脏收缩的压力时，动脉的搏动便会被阻断，由于气囊缓慢放气，致使袖带的压力也随之缓慢下降；当袖带的压力等于或稍低于心脏收缩的压力时，血液便会冲开血管压力形成涡流，这时听诊器就能听到第一声响亮的柯氏音，此时血压计所示的压力值即是收缩压。继续缓慢放气使袖带压力持续降低，这时心脏每收缩一次，都能听到一次声音。当袖带压力低于心脏舒张的压力时，血流畅通，心跳所发出的声音就会突然变弱或者消失，那么听诊器里柯氏音消失前的最后一个音对应的压力值即是舒张压。

3.优缺点大揭秘

传统血压计虽有其局限性，但凭借其高精确度和可靠性，仍然是许多医疗专业人士的首选。正确的使用和维护可以确保其在血压监测中的有效性。

传统血压计的优缺点

优点 YES		缺点 NO	
超级准确	传统血压计可是测血压的“黄金标准”	需要技巧	用这个测血压有点技术含量，特别是听诊和放气
经久耐用	结构简单，用得久	不太便携	出门时需要同时携带血压计和听诊器，较为麻烦
不用电池	完全机械操作，不用担心电池没电	环境保护	水银是有害物质，要小心处理

4.使用小贴士

定期校准：水银血压计需要定期校准，保证它的准确性。

小心维护：水银可是个“娇气”的东西，要避免碰撞和倾斜，不然水银泄漏可不太好。

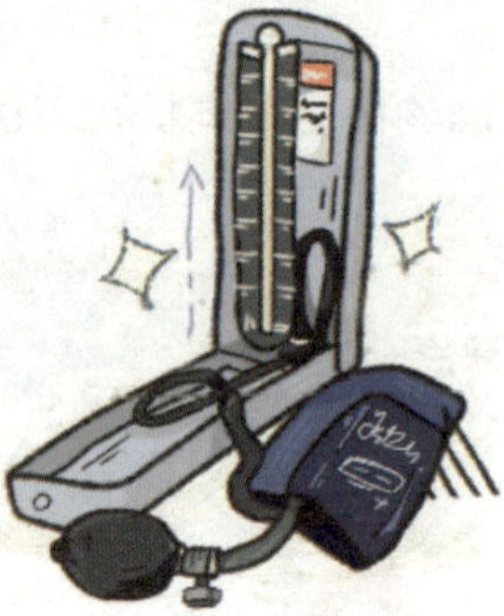

水银血压计

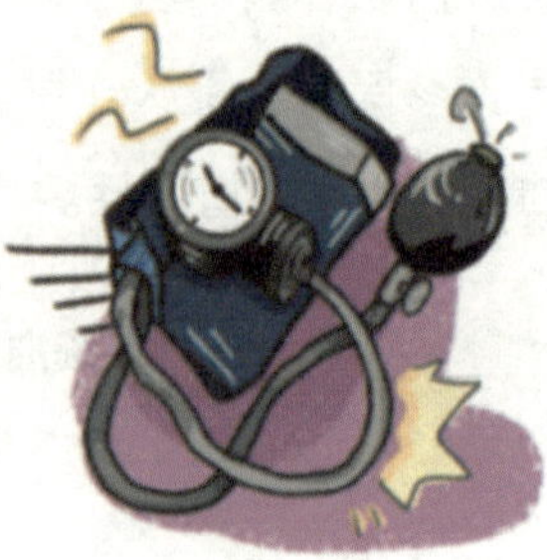

表式血压计

（二）电子血压计

电子血压计因其使用方便、测量快速而广受欢迎，已经在家庭和医疗机构中广泛应用。让我们一起来了解一下这个“高科技”小工具吧！

1.结构组成

电子血压计可不像传统血压计那样复杂，它的“身体”主要由以下几部分组成：

充气袖带：与传统血压计相似，包裹在上臂或手腕上，通过充气压迫动脉。

主机：包含显示屏、传感器、微处理器和电源。

显示屏：显示血压数值和心率等信息。

传感器：检测袖带内的压力变化。

微处理器：负责处理数据并计算血压值。

电源：通常为电池或可充电电池。

2.测量原理

电子血压计通常使用示波法来测量血压。其原理如下：

充气和加压：开始测量时，电子血压计通过内置泵自动向袖带充气，直到袖带压力超过收缩压，阻断动脉血流。

逐步放气：袖带慢慢放气，这时传感器会捕捉到袖带内压力的微小变化，也就是脉搏波。微处理器会根据这些变化，计算出你的收缩压和舒张压。

计算血压值：微处理器分析脉搏波的振幅和频率，通过算法计算出收缩压、舒张压和脉搏率。测量结束后，结果就会显示在屏幕上啦！

3.使用小贴士

定期校准：电子血压计也需要定期校准，确保测量的准确性。可以将血压计带到医院或专业机构进行校准。

日常维护：保持血压计清洁，避免水分、灰尘进入。记得检查电池电量，充电或更换电池时，按说明操作。

4.优缺点大揭秘

电子血压计的优缺点

优点 YES		缺点 NO	
使用方便	操作简单，连小朋友都能帮忙测血压	误差大	姿势不对、外界干扰可能会影响结果准确性
快速测量	几秒钟就能出结果，省时又省力	需要电源	记得定时查看电量哦，不然测到一半没电就尴尬了
多功能	可以测心率、存储数据，甚至还能定时提醒你测量血压	定期校准	为了准确性，还是要定期校准一下

怎么样？电子血压计是不是很酷？它可是现代家庭健康管理的好帮手。学会正确使用它，你也能轻松测压哦！

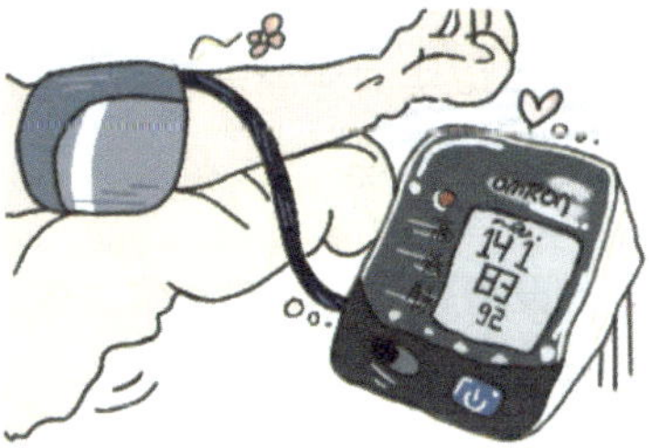

臂式电子血压计

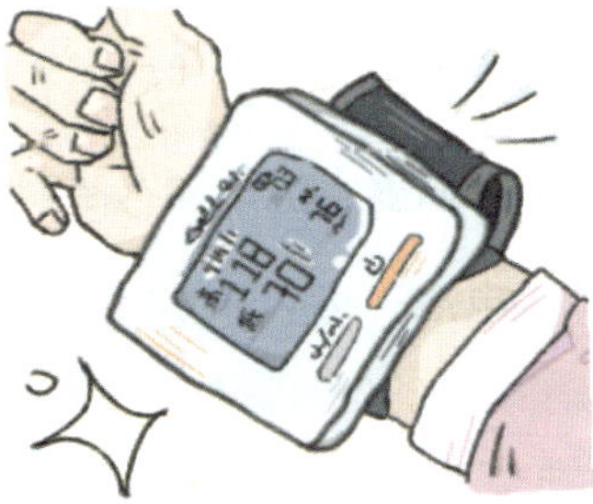

腕式电子血压计

（三）动态血压计

你知道吗？除了传统血压计和电子血压计，还有一种更高级的测压神器叫作动态血压计。它可以24小时不停地监测你的血压变化，给你最全面的健康数据。下面让我们一起来了解一下它吧！

1.结构组成

动态血压计看起来比传统和电子血压计更复杂一些，但其实使用起来也很简单。

充气袖带：和普通血压计一样，包裹在上臂上，通过橡胶管连接到主机。

便携主机：这是动态血压计的“大脑”，包括显示屏、存储器和电池，用来记录血压数据，通常佩戴在腰部或放在口袋里。

显示屏：有些型号带有显示屏，可以实时查看部分数据。

存储器：记录和存储24小时内的血压数据。

电池：通常为可充电电池，保证设备在长时间内持续工作。

2.测量原理

动态血压计的工作原理和电子血压计类似，但它能够在24小时内定时测量你的血压。具体步骤如下：

充气和加压：动态血压计会根据预设的时间间隔（通常每15~30分钟一次）自动向袖带充气，测量血压。

逐步放气：袖带慢慢放气，传感器捕捉袖带内的压力变化，通过示波法测量血压。

记录数据：每次测量结果都会被存储在主机的存储器中。

数据分析：24小时测量结束后，将数据传输到电脑或智能设备上，通过专用软件进行详细分析，生成报告。

3.优缺点大揭秘

动态血压计是高血压管理的好帮手，通过24小时监测，可以提供全面、真实的血压数据，帮助医生更好地了解你的健康状况，制定更科学的治疗方案。

动态血压计的优缺点

优点 YES		缺点 NO	
全面监测	24小时不停监测，提供全面的血压变化数据	佩戴不便	需要24小时佩戴设备，可能会感觉不太方便
真实反映	能反映日常生活中血压的波动，更真实	成本较高	设备和分析费用较高，一般需要在医疗机构进行
详细分析	生成详细报告，帮助医生制定更准确的治疗方案	专业性强	需要专业人士安装和数据分析，自己无法独立完成

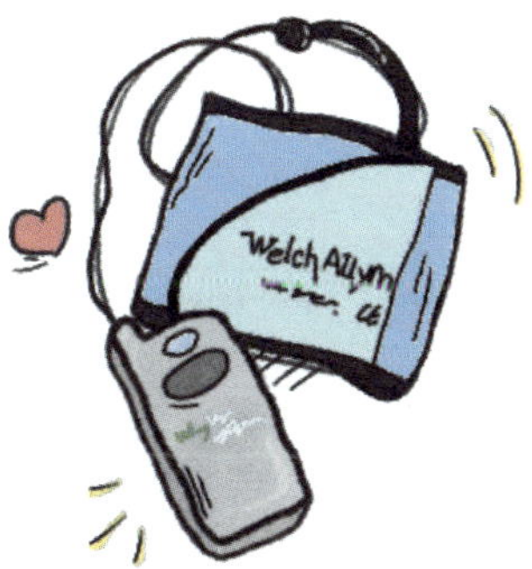

动态血压计

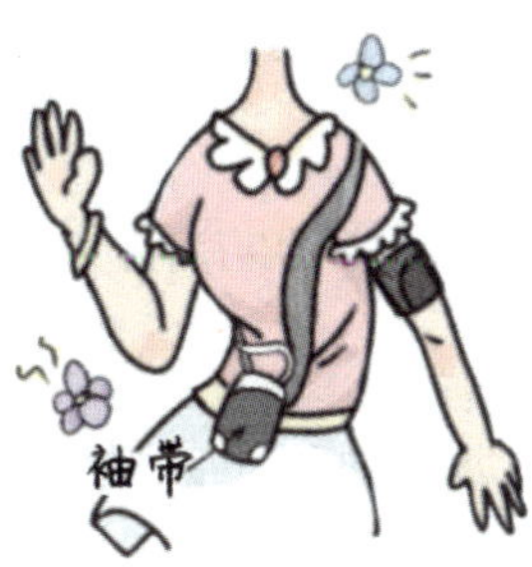

动态血压计的佩戴

4.使用小贴士

保持正常作息：测量期间尽量维持正常生活，以便获得最真实的数据。

避免剧烈活动：避免剧烈运动和情绪波动，以免影响测量结果。

注意袖带位置：确保袖带位置正确，避免滑动和脱落。

记录活动：详细记录测量期间的活动，有助于医生更好地分析数据。

（四）怎样选择合适的血压计?

选择一个适合自己的血压计对高血压患者来说非常重要，因为准确的血压测量对于管理和控制血压至关重要。

1.确定血压计的类型

根据不同的需求和使用场景，高血压患者可以选择以下几种血压计：

水银血压计/表式血压计：传统而精确，但需要一定的操作技巧和听诊经验，适合医疗专业人员使用。

电子血压计：操作简便、使用方便，适合家庭自测，尤其是没有医疗背景的高血压患者。

动态血压计：用于24小时监测血压波动，适合需要详细血压变化数据的患者，通常由医疗机构提供和分析。

2.选择电子血压计时的考虑因素

如何选择电子血压计，需要考虑以下几点：

（1）准确性

测量精度：确保选择经过临床验证、测量精度高的电子血压计。可以查阅产品说明和用户评价，了解其准确性。

品牌和认证：选择知名品牌和通过国际或国家认证的产品，如美国心脏协会（AHA）或欧洲高血压学会（ESH）认证的血压计。

（2）类型选择

上臂式血压计：相对准确，适合日常家庭测量。手臂位置可能影响手腕式血压计的测量结果，故建议选择上臂式血压计。

手腕式血压计：便携性强，适合外出使用，但日常测量一般不推荐。

（3）功能和易用性

自动测量：选择全自动血压计，一键操作，使用方便。

大屏数显：大屏幕、高清显示方便读数，特别适合老年人。

语音播报：对于视力不好的患者来说，语音播报功能非常有用。

（4）舒适度

1）袖带大小：确保选择合适大小的袖带，过紧或过松都会影响测量结果。一般血压计会提供不同尺寸的袖带，可以根据自己的手臂周长选择合适的型号。

2）充气方式：一些血压计的充气过程比较平稳舒适，选择这种类型的会增加测量的舒适度。

（5）购买渠道

1）正规渠道：建议通过正规渠道购买血压计，如大型药店、专业医疗器械店或知名电商平台，确保产品质量和售后服务。

2）价格参考：不要一味追求低价，选择性价比高的产品。

3）结合医生建议咨询医生：在选择血压计前，咨询医生的建议，了解适合自己病情和需求的血压计类型。

4）定期复查：使用家庭血压计测量结果时，定期与医生的测量结果对比。

5）温馨提示：选择一个适合自己的血压计，可以帮助高血压患者更好地管理血压，预防并发症，提升生活质量！

二、如何正确测量血压？

（一）测量前的准备

为了获得准确的血压测量结果，一定要在测量血压前做好充分的准备。

1.确保环境和时间

安静的环境：选择一个安静、舒适的环境，避免嘈杂和干扰。

固定时间测量：最好在同一时间段测量血压，如早晨起床后和晚上就寝前。血压在一天中会有所波动，因此固定时间测量可以帮助更好地监测血压变化。

2.测量前的身体状态

（1）保持放松：测量前至少休息5~10分钟，确保身体处于放松状态。

（2）避免刺激物：测量前30分钟内避免摄入咖啡、茶、酒精或吸烟，这些物质会暂时提高血压。

（3）避免运动：测量前30分钟避免剧烈运动，以免影响血压测量结果。

（4）保持空腹：测量前避免饱餐，否则血压可能会有所变化。

（二）正确的测量姿势

准确测量血压不仅需要优质的血压计，还需要正确的测量姿势。错误的姿势可能导致测量结果不准确，影响对健康状况的评估。

1.坐姿测量

选择一把有靠背的椅子，背部靠在椅背上，保持背部挺直。

双脚平放在地面上，不要交叉或悬空。这样可以确保血液循环稳定，不受干扰。

将测量的手臂（通常为左臂，但有时也会根据医生建议测量右臂）放在桌面或扶手上，使其与心脏处于同一水平。

手掌向上，手臂放松，不要绷紧肌肉。

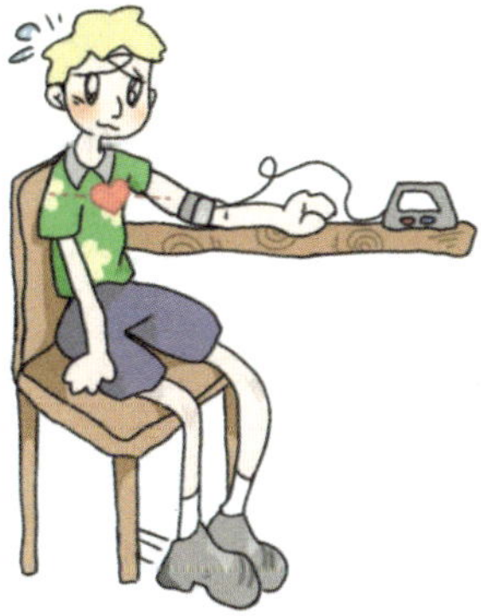

上臂式血压计坐姿测量示意图

2.卧姿测量

被测者平躺在床上，身体放松。

将测量的手臂（通常为左臂，但也可以根据医生建议测量右臂）平放在床上，使手臂与心脏处于同一水平。手掌向上，手臂放松。

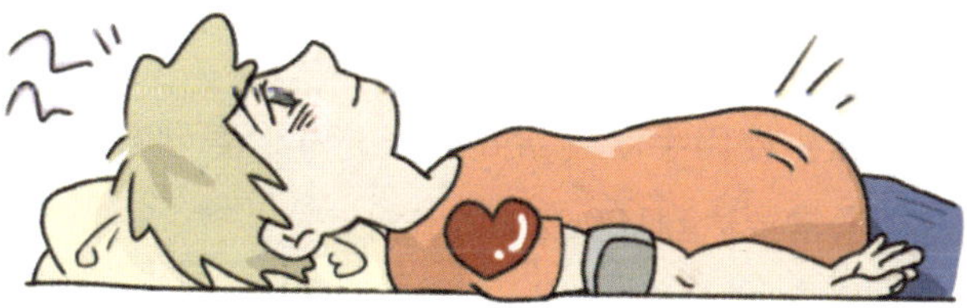

上臂式血压计卧姿测量示意图

（三）测量的具体步骤

准备工作完成后，我们来看一下具体测量方法吧！

1.传统血压计

正确佩戴袖带：检查袖带大小、佩戴位置及松紧度等。

选择合适的袖带：确保袖带大小合适。过紧或过松的袖带都会影响测量结果。袖带的尺寸应适合你的手臂周长。

佩戴位置：将袖带包裹在上臂，袖带的下缘距离肘窝2~3厘米。

袖带的松紧度：确保袖带与皮肤紧密接触，但不要过紧，以能插入一根手指为宜。过紧或过松都会影响测量结果。

袖带高度：袖带应与心脏处于同一高度。手臂和袖带过高或过低都会影响测量结果。

放置听诊器：将听诊器的听头放在肱动脉上，通常位于肘窝内侧稍下方的位置。确保听诊器紧贴皮肤，避免衣物遮挡，以确保清晰听到血流声音。

充气加压：使用手动气泵向袖带充气，直到听诊器内听不到脉搏音（通常要达到180~200mmHg）。

逐步放气：缓慢打开放气阀，以每秒2~3mmHg的速度放气，同时注意监听听诊器内的血流声音（柯氏音）。

记录血压：当第一次听到柯氏音时，水银柱或压力表的读数即为收缩压；当柯氏音消失时，水银柱或压力表的读数即为舒张压。

2.电子血压计

正确佩戴袖带：检查袖带大小、佩戴位置及松紧度等。

启动设备：按下电子血压计的电源按钮。

自动充气和加压：血压计会自动向袖带充气，直到袖带压力超过收缩压，阻断动脉血流。在此过程中，保持手臂静止，不要移动或说话。

自动放气和测量：袖带开始慢慢放气，传感器会捕捉袖带内的压力变化，通过示波法测量血压。测量结束后，血压值和心率会显示在屏幕上。

读取和记录血压值：测量结束后，血压计会在显示屏上显示三个主要数值

①收缩压（SYS）：第一个显示的较高数值。

②舒张压（DIA）：第二个显示的较低数值。

③脉搏（PUL）：显示的每分钟心跳数。

例：显示屏显示120/80mmHg，即收缩压为120mmHg，舒张压为80mmHg。

注意：为了确保准确性，建议在每次测量间隔1～2分钟的情况下，测量2~3次，取平均值作为最终血压值。

（四）常见错误及避免方法

错误1 未做好准备工作

避免方法：测量前至少休息5～10分钟，确保身体处于放松状态。避免在测量前30分钟内摄入咖啡、茶、酒精或吸烟，也不要进行剧烈运动。

错误2 坐姿不正确

避免方法：应坐在有靠背的椅子上，背部靠在椅背上，保持背部挺直。双脚平放在地面上，不要交叉或悬空。将手臂放在桌面或扶手上，使其与心脏处于同一水平，手掌向上，手臂放松。

三、你知道立位血压吗？

（一）立位血压的概念和意义

立位血压是指人在站立姿势下测量的血压值。很多人不知道，与坐位或卧位血压相比，其实立位血压监测在临床实践中亦有着广泛的应用。

1.识别体位性低血压

体位性低血压是指从坐位或卧位突然站立时，血压显著下降，一般伴有头晕、乏力、视力模糊等症状。通过测量卧位血压，能够识别体位性低血压，帮助诊断相关疾病，如帕金森病、糖尿病自主神经病变等。

2.识别体位性高血压

体位性高血压是指从坐位或卧位突然站立时，血压显著升高。体位性高血压可能与自主神经功能障碍、动脉硬化和其他心血管疾病有关。通过立位血压监测，能够识别体位性高血压，评估心血管事件的风险，如心脏病和中风，从而早期发现和管理这些风险。

3.药物副作用评估

某些降压药、利尿剂、抗抑郁药等可能引起体位性血压变化。通过立位血压监测，能够评估药物对血压的影响，从而确保患者能够及时调整治疗，增加药物使用安全，避免因体位性血压变化导致的跌倒和其他并发症。

4.老年人健康管理

老年人更容易出现体位性低血压或高血压，导致跌倒和受伤风险增加。通过对老年人进行定期立位血压监测，可以及时发现血压变化和潜在健康问题，采取预防措施，如调整药物剂量、改变生活方式，减少跌倒和其他相关风险。

5.运动和康复评估

运动对血压有显著影响，通过立位血压监测，可以评估运动对血压的影响。在康复训练过程中，监测血压变化，能够确保训练强度和方式是否适合患者，避免体位性血压变化引发的不适和风险。

总而言之，通过定期监测和综合评估立位血压，医护人员可以更好地了解患者的血压调节能力，指导治疗和管理，提高患者的生活质量和安全性。

（二）具体测量步骤

同样，在立位血压测量前也同样需要做好测压前的准备工作，下面我们来看一下具体测量步骤。

1.初始测量（坐姿或卧姿）

首先，休息5分钟，保持安静；测量并记录坐姿或卧姿的血压。

2.立位测量

然后，让被测者从卧位/坐位变为站立，立即测量并记录站立后的血压和心率；站立1～3分钟后，再次测量并记录血压和心率。

3.分析数据

体位性低血压：收缩压下降20mmHg或以上，或舒张压下降10mmHg或以上，伴有头晕、乏力、视力模糊等症状。

体位性高血压：站立后血压显著升高，具体数值标准因人而异，但一般认为收缩压增加10~20mmHg或以上有临床意义。

4.注意事项

安全措施：在测量立位血压时，特别是老年人或体弱者，应确保周围环境安全，防止站立时可能出现的头晕或跌倒。

多次测量：为确保结果准确，可能需要多次重复测量，并在不同时间段进行比较。

综合评估：立位血压只是评估的一部分，应结合患者的症状、病史和其他检查结果进行综合评估。

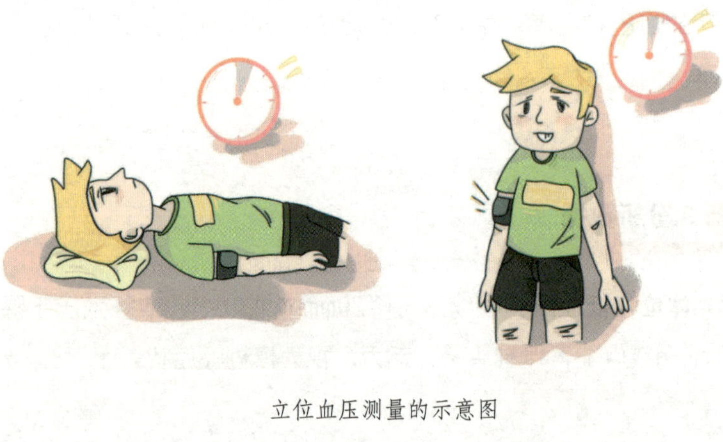

立位血压测量的示意图

四、什么是诊室血压和诊室外血压？

（一）定义

1.诊室血压

诊室血压是指在医生的诊室或医疗机构内，由医疗专业人员使用标准化设备测量的血压。新版中国高血压防治指南指出，常规诊室血压是我国目前诊断高血压、进行血压水平分级以及观察降压疗效的常用方法，而自动诊室血压测量系统将有助于诊室血压测量的规范化。

2.自动诊室血压测量系统

自动诊室血压测量系统是一种用于在医疗诊所和医院中自动测量患者血压的设备。它通过减少人为误差和白大衣效应（患者在医疗环境中因为紧张导致的血压升高）来提高血压测量的准确性和可靠性。

3.诊室外血压

诊室外血压是指在日常生活环境中，由患者自己或在家庭环境中使用便携设备测量的血压。这包括家庭血压监测和动态血压监测。

（二）意义

诊室血压和诊室外血压分别反映了不同环境和条件下血压的变化。为什么要将二者分开来看呢？主要有下几种原因：

1.白大衣高血压

一些患者在医疗机构测量血压时，由于紧张或焦虑，血压读数比平时更高，这种现象被称为“白大衣高血压”。这是由于医生和医疗环境可能引发了患者的紧张情绪所致。然而，在诊室外环境中高血压可能并不存在。所以对于有明显白大衣现象的患者，诊室外家庭自测血压更能反映真实的血压情况。

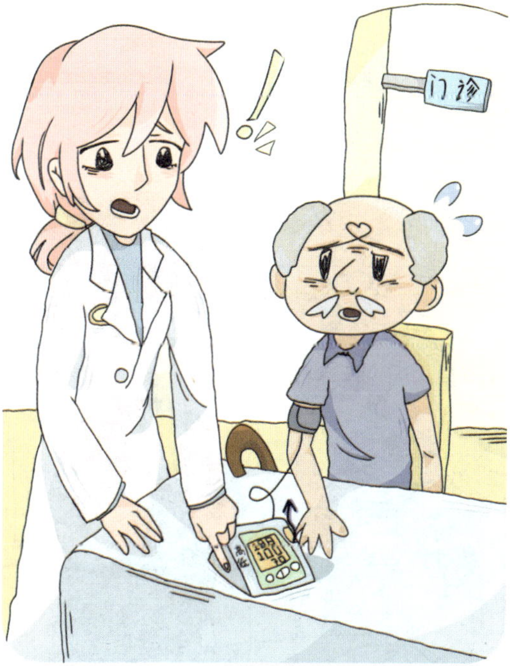

白大衣高血压

2.隐匿性高血压

一些患者在医疗机构测量血压时，血压读数正常，但在日常生活中血压偏高，这种现象被称为“隐匿性高血压”。这可能是家庭和工作环境中的压力、活动和其他因素所导致的血压升高，但在放松的环境中这些因素减少，血压看似正常。忽视这一情况可能导致高血压的漏诊和治疗不足，增加心血管疾病风险。

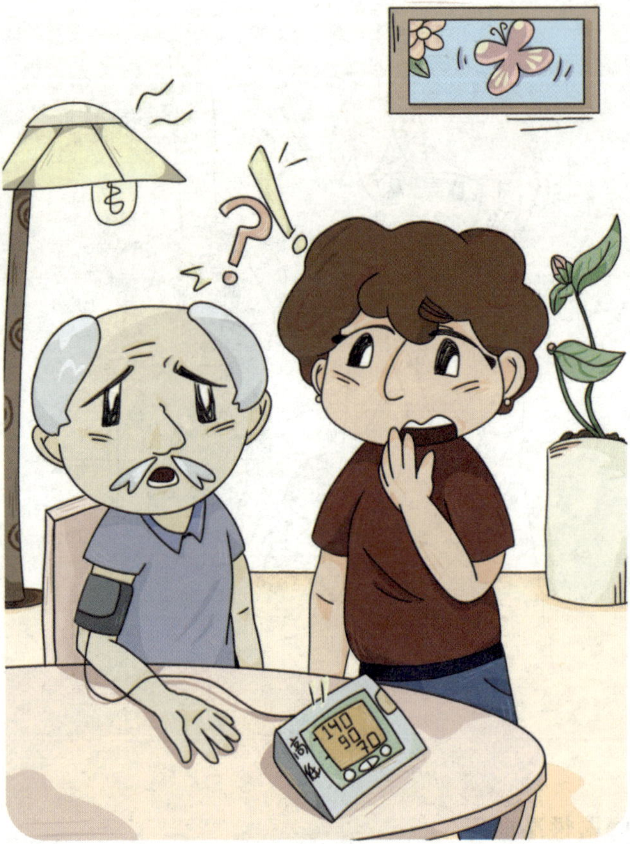

隐匿性高血压

所以我们更推荐大家在家里自测血压，一方面在家测更放松，更接近日常真实状态，不容易因为紧张导致血压变高；另一方面，家里能测量比较多的时间点，帮助我们更好的评估血压状态，也帮助医生更合理地用药，有效地控制血压。

五、为什么要自我监测血压？

（一）了解自己的血压状况

自我监测血压是了解自己健康状况的重要途径之一。通过定期测量血压，您可以清楚地知道自己的血压水平和变化趋势。这不仅能帮助您认识到日常生活中哪些因素会影响血压，例如饮食、运动、情绪等，还能帮助您更好地管理自己的健康。

（二）及早发现高血压问题

高血压通常被称为“无声的杀手”，因为它在早期阶段可能没有明显症状，但却在悄悄损害您的身体。通过自我监测，您可以及早发现血压异常情况。早期发现并采取适当的措施，可以有效预防高血压引起的严重并发症，如心脏病、脑卒中、肾衰竭等。

（三）帮助医生制定和调整治疗方案

定期记录自己的血压读数，并将这些数据提供给医生，可以帮助医生更准确地了解您的血压控制情况。这对于制定和调整治疗方案非常重要。医生可以根据您的血压变化，及时调整药物剂量或治疗方案，以达到更好的治疗效果。此外，您也可以更主动地参与到自己的治疗过程中，与医生共同制定适合的管理策略。

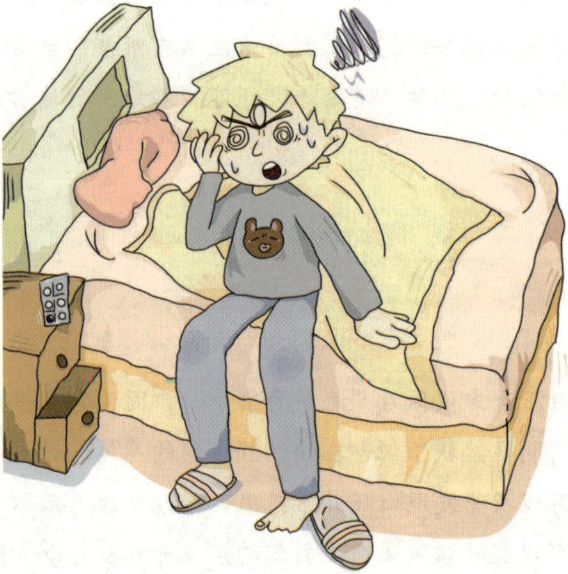

高血压带来的隐患

六、如何自我监测血压？

（一）监测的最佳时间

为了获得最准确的血压读数，选择适当的时间进行测量非常重要。以下是推荐的监测时间：

1.早晨起床后

这是测量血压的一个重要时刻。早晨刚起床时，身体处于相对平静的状态，尚未受到日常活动和饮食的影响。建议在起床后30分钟内测量血压，先排空膀胱，然后在安静状态下进行测量。

2.晚上睡觉前

晚上的血压测量同样重要，可以帮助您了解一天中血压的变化情况。建议在睡前30分钟内测量，此时应避免饮食、运动和情绪波动，以确保读数准确。

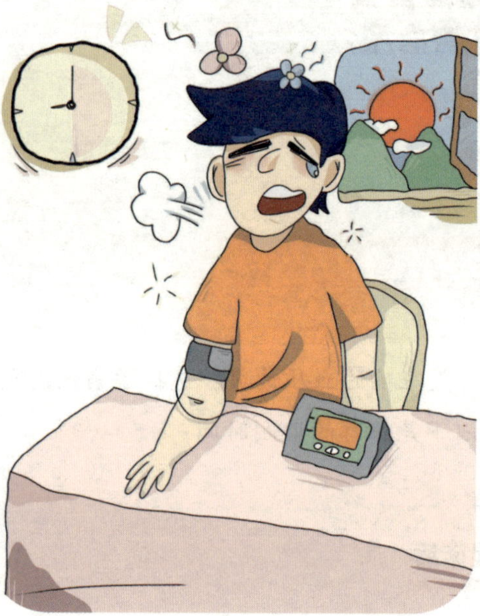

测量血压的时机

（二）监测频率

1.每天监测的频率

对于刚开始自我监测血压的人群，建议每天测量2次，分别在早晨起床后和晚上睡觉前。这样可以全面了解一天中血压的变化情况，有助于评估日常生活对血压的影响。

2.长期监测的建议

当血压稳定后，可以适当减少测量频率。一般来说，建议每周测量3~4次，每次选择相同的时间段进行测量。如果血压控制得当，并且在医生的指导下，可以减少到每周测量1~2次。需要注意的是，任何时候如有感觉不适或血压有波动，应增加测量频率并咨询医生。

（三）记录和分析血压数据

1.记录血压值

记录血压数据不仅能帮助您了解自己的血压变化，还能为医生提供宝贵的信息。以下是一些记录血压值的关键要素：

（1）日期和时间：每次测量时，务必记录准确的日期和时间。这样可以帮助您和医生更好地了解血压变化的具体时间点。

（2）收缩压和舒张压：血压读数包括收缩压（高压）和舒张压（低压），务必分别记录这两个数值。收缩压通常是测量结果中的较高值，而舒张压是较低值。

（3）测量时的状态：记录测量时的状态非常重要。例如，您可以注明“休息时”“运动后”“饭前”或“饭后”等。不同状态下的血压读数可能会有所不同，记录这些信息可以帮助分析血压的变化。

2.分析血压数据

（1）判断血压趋势：定期回顾和分析您的血压记录，寻找长期的趋势。这可以帮助您了解血压是趋于稳定、上升还是下降。如果发现血压持续升高或下降，应及时与医生联系。

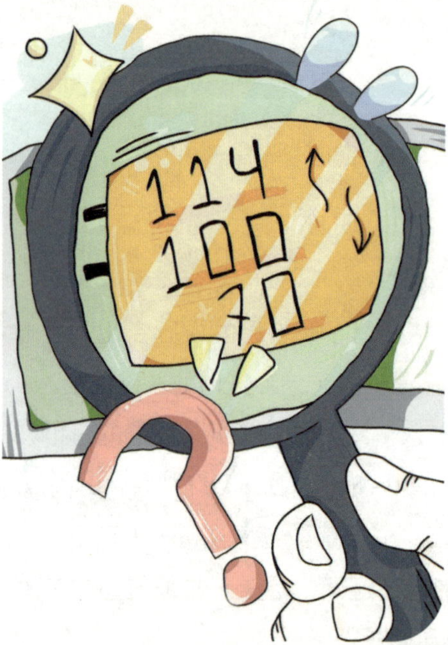

血压记录软件

（2）识别异常波动：通过分析数据，您可以识别出异常的血压波动。例如，某天的读数明显高于或低于平时，这可能是某些特定因素导致的，如饮食、情绪波动或药物影响。识别这些波动可以帮助您找到可能的诱因，并采取相应的措施。

（四）常见问题和解决方法

1.测量结果不一致怎么办?

有时，您可能会发现不同时间或不同情况下测量的血压结果不一致。首先，应判断血压计是否需要校准；其次，检查每次测量时血压计袖带放置部位是否正确；第三，确保每次测量姿势和环境一致；如果测量结果有较大差异，可以在间隔1～2分钟后重复测量2~3次，并取平均值。

2.如何应对异常血压值?

当发现血压值异常时，不必惊慌，以下是一些应对措施：

（1）高血压时的应对措施

保持冷静：情绪波动会影响血压，保持冷静，休息片刻，重新测量。

复查血压：在间隔1～2分钟后再次测量血压，如果连续2次读数仍然偏高，应记录下来。

调整生活方式：短期内可以通过深呼吸、放松心情来降低血压。长期来说，建议减少盐分摄入、增加运动、控制体重等。

联系医生：如果监测血压持续偏高或出现头痛、胸痛、呼吸困难等症状，应及时就医。

（2）低血压时的应对措施

补充水分：低血压时可能是脱水所致，建议饮用一些含盐的液体或果汁。

适当休息：平躺或坐下，抬高双腿，以促进血液回流。

避免突然起立：避免突然站起或快速改变姿势，以防头晕或晕倒。

联系医生：如果低血压持续或伴随其他症状，如头晕、疲劳、心悸等，应咨询医生。

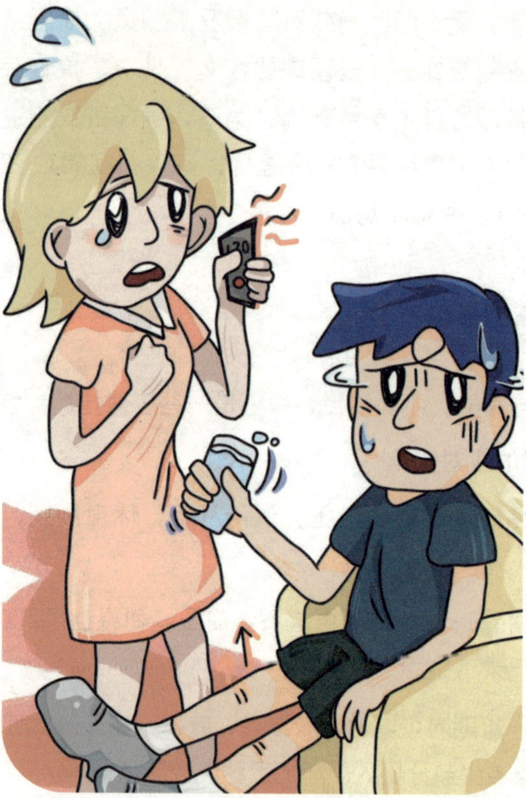

冷静应对血压异常

（3）何时需要就医？

持续异常读数：如果连续几天的血压读数都异常，无论是高血压还是低血压，都应联系医生。

出现症状：如果出现头痛、胸痛、呼吸困难、视力模糊或其他不适症状，应立即就医。

突然变化：如果血压突然剧烈变化，伴随其他严重症状，应立即寻求医疗帮助。

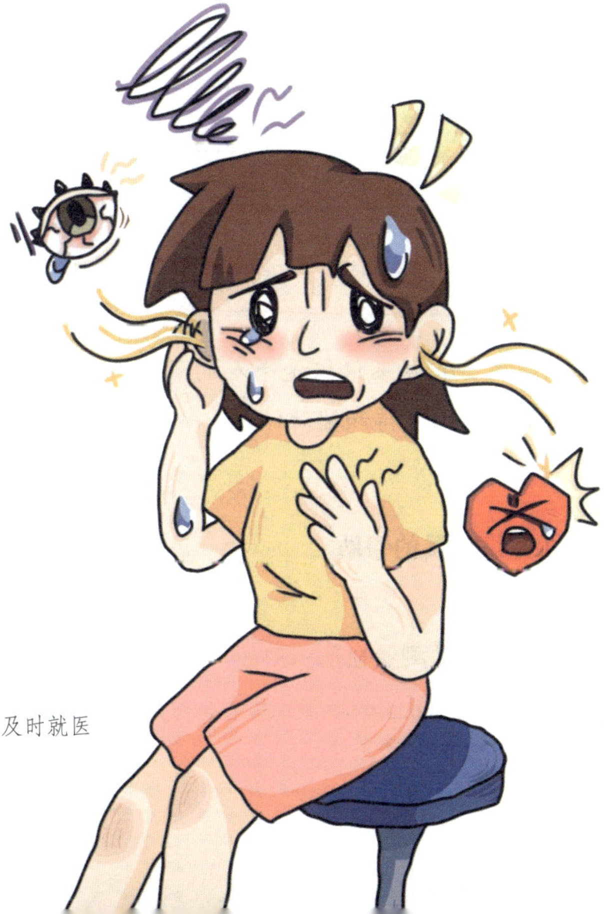

出现症状及时就医

（五）自我监测血压的误区

1.只测一次就判断血压情况

有些人测量一次血压后，就认为这次的读数代表了他们的整体血压情况。这是一个常见误区，因为血压是动态变化的，会受到多种因素的影响，如情绪、饮食、运动等。

2.忽视测量时间和环境的重要性

测量血压时，时间和环境的稳定性非常重要。比如在剧烈运动后或情绪激动时测量血压，结果会偏高。忽视这些因素会导致不准确的读数，影响对血压的正确判断。

（六）家庭成员的参与

高血压管理不仅仅是个人的责任，家庭成员的参与也能起到重要的支持和辅助作用。

1.家庭成员的帮助

（1）帮助测量血压：对于一些老年人或行动不便的人来说，自己测量血压可能会有困难。这时，家庭成员的帮助就显得尤为重要。家人可以协助佩戴血压计袖带，确保位置正确，帮助按下测量按钮，读取和记录血压值。这不仅可以提高测量的准确性，还能让被测者更加放松。

（2）帮助记录和分析血压数据：家庭成员可以帮助记录每日的血压读数，包括日期、时间、收缩压、舒张压以及测量时的状态（如休息、运动后等），并协助整理和分析这些数据，帮助识别血压的变化趋势和异常波动情况。

2.家庭成员的支持

（1）共同关注健康：家庭成员的支持和参与能增强高血压患者的信心和动力。一起关注健康，可以共同制定健康饮食计划、进行适当的锻炼，并在日常生活中互相监督和提醒，保持健康的生活方式。

（2）鼓励和提醒定期监测：有时候，高血压患者可能会因为忙碌或疏忽忘记定期测量血压，家庭成员可以起到提醒和鼓励的作用，确保患者按时进行自我监测，并在需要时陪伴他们一起进行。定期的监测和记录有助于更好地管理血压，预防并发症的发生。

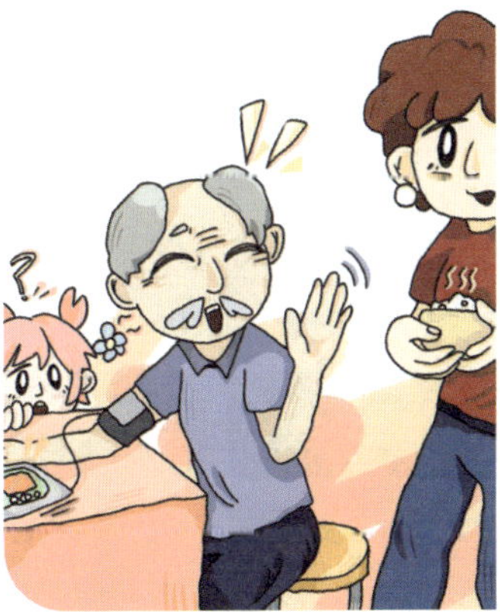

家庭成员的参与

第二章 高血压的检查与诊断

一、高血压的诊断标准与分级

（一）诊断标准

高血压的诊断标准在不同国家和组织之间可能有所不同，但总体上差异不大。以下是常用的国际诊断标准与国内高血压诊断标准的对比：

国际与国内高血压诊断标准对比

诊断标准	世界卫生组织（WHO）2021 国际高血压学会（ISH）2020	中国高血压防治指南2024
正常血压	收缩压＜120mmHg 且舒张压＜80mmHg	收缩压＜120 mmHg 且舒张压＜80 mmHg
正常高值	收缩压120～129mmHg 且舒张压＜80mmHg	收缩压120～139mmHg 或舒张压80～90mmHg
高血压	收缩压≥130mmHg 或舒张压≥80mmHg	收缩压≥140mmHg 或舒张压≥90mmHg

（二）高血压分级

高血压的分级是为了更好地评估和管理高血压患者的风险和治疗方案。根据血压数值的不同，高血压通常分为三个等级。

1.高血压1级

患者通常症状较轻，但如果不加以控制，可能会逐渐发展为更严重的高血压。

2.高血压2级

患者的心血管风险较高，需要更加严格的控制和治疗。

3.高血压3级

患者面临严重的心血管并发症风险，需要立即采取综合性治疗措施，包括药物治疗和生活方式干预。

国际与国内高血压分级标准对比

级别	世界卫生组织（WHO）2021 国际高血压学会（ISH）2020	中国高血压防治指南2024
高血压1级	收缩压130~139mmHg/ 舒张压 80~89mmHg	收缩压140~159mmHg/ 舒张压90~99mmHg
高血压2级	收缩压140~159mmHg/ 舒张压90~99mmHg	收缩压160~179mmHg/ 舒张压100~109mmHg
高血压3级	收缩压≥160mmHg/ 舒张压≥100mmHg	收缩压≥180mmHg/ 舒张压≥110mmHg

（三）危险评估与预后

1.影响高血压病人心血管预后的重要因素

高血压患者的心血管预后受到多种因素的影响，这些因素决定了患者发生心血管事件的风险。

影响高血压病人心血管预后的重要因素

心血管危险因素

- 高血压1～3级
- 年龄：>55岁的男性；
  >65岁的女性
- 吸烟
- 糖耐量受损或空腹血、糖受损
- 血脂异常

TC≥5.7mmol/L或LDL-C>3.3mmol/L或HDL-C<1.0mmol/L

- 早发心血管病家族史

一级亲属发病年龄男性<55岁，女性<65岁

- 腹型肥胖

腰围：男性≥90cm
女性≥85cm或肥胖：
BMI≥28kg/m^2

- 血同型半胱氨酸：

≥10μmol/L

影响高血压病人心血管预后的重要因素续表

靶器官损害	
● 左心室肥厚 ● 颈动脉超声 IMT≥0.9mm或动脉粥样硬化斑块 ● PWV≥12m/s ● ABI＜0.9 ● eGFR＜60ml/(min·1.73m^2)	● 血肌酐轻度升高 男115～133μmol/L 女107～124mol/L ● 尿微量白蛋白 30～300mg/24h ● 白蛋白/肌酐 ≥30mg/g

伴随临床疾病	
● 脑血管病 脑出血，缺血性 脑卒中，短暂性脑缺血发作 ● 心脏疾病 心肌梗死，心绞痛，冠状动脉血运重建，慢性心力衰竭 ● 肾脏疾病 糖尿病肾病，肾功能受损；肌酐≥133μmol/L(男性)，124μmol/L(女性)，尿蛋白≥300mg/24h	● 周围血管病 ● 视网膜病变 ● 出血或渗出 ● 视盘水肿 ● 糖尿病

2.心血管危险分层

高血压病人的预后不仅与血压水平有关，而且与是否合并其他心血管危险因素以及靶器官损害程度有关。心血管危险分层通常分为四个层级。

高血压心血管危险分层标准

危险因素和病史	高血压1级	高血压2级	高血压3级
无	低危	中危	高危
1～2个其他危险因素	中危	中危	很高危
≥3个其他危险因素或靶器官损害	高危	高危	很高危
临床合并症或合并糖尿病	很高危	很高危	很高危

二、高血压的诊断

（一）诊断依据

诊断高血压主要以诊室测量的血压值为依据，采用经核准的汞柱式或电子血压计规范测量。一般需非同日测量3次血压值收缩压均≥140mmHg和(或)舒张压均≥90mmHg可诊断为高血压。

1.家族史

高血压有遗传倾向，应详细了解患者的家族史。

2.病史

详细询问现病史及既往病史，如高血压病人既往有高血压史，其正在使用降压药物，诊室血压虽然正常，也应诊断为高血压。

3.全面检查

体格检查及实验室检查是诊断高血压必不可少的环节，能够评估全身状况，以排除继发性高血压的可能性。

4.诊室外血压监测

要想确认是否患有高血压，不能只看1次或2次在诊室测量的血压值，还需在一段时间内多次测量，观察血压的变化趋势和整体水平。为了更准确地诊断和长期管理高血压，除了在诊室测量血压外，还应充分利用家庭自测血压和24小时动态血压监测的方法全面评估。

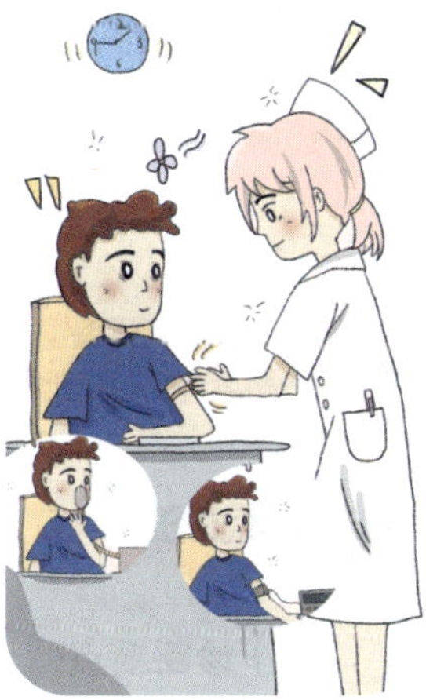

全面检查评估

（二）特殊类型高血压

1.白大衣高血压

诊室血压≥140/90mmHg，而24小时动态血压和（或）家庭血压正常。

2.隐匿性高血压

诊室血压<140/90mmHg，而24小时动态血压和（或）家庭血压升高。

3.清晨高血压

清晨时段的24小时动态血压和（或）家庭血压≥135/85mmHg。

4.夜间高血压

夜间睡眠状态下的动态血压≥120/70mmHg。

（三）特殊类型高血压

1.老年高血压

（1）诊断要点

1）收缩压升高为主：老年高血压患者通常表现为收缩压（高压）显著升高，而舒张压（低压）可能正常或略微升高。这是由于动脉硬化导致血管弹性减退所致。

2）脉压增大：脉压是收缩压与舒张压的差值，老年患者的脉压往往较大，这增加了心血管风险。

3）伴随疾病多：老年高血压患者往往伴有多种慢性疾病，如糖尿病、冠心病、慢性肾病等，需要综合管理。

（2）控制目标

1）**65~79岁：**血压控制目标为<140/90mmHg，如果患者能耐受，可进一步降低至<130/80mmHg。

2）**≥80岁：**血压控制目标为<150/90mmHg，如果患者能耐受，可进一步降低至<140/80mmHg。

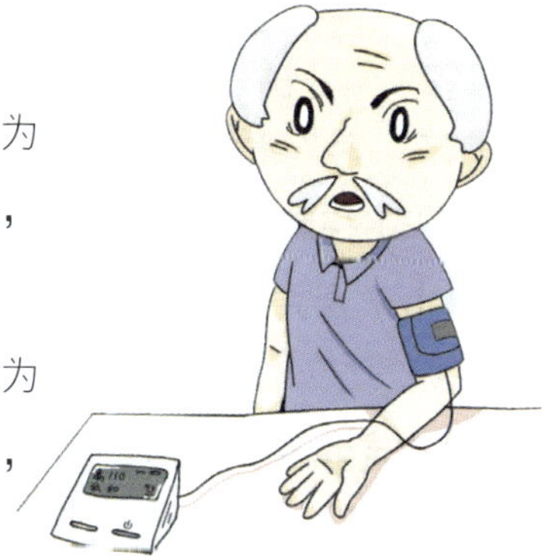

老年高血压

2.儿童青少年高血压

（1）诊断要点

1）**生理差异：**儿童和青少年的血压随年龄、性别和身高的变化而变化。因此，高血压的诊断标准不同于成人。目前国际统一用不同年龄、性别血压的90、95和99百分位数作为诊断“正常高值血压”“高血压”和“严重高血压”的标准。16岁以下男孩与女孩的血压百分位数可以分别通过计算公式或医学计算器计算。由此可以看出，儿童青少年高血压的诊断相对复杂，建议由专业医生进行诊断。

2）**与肥胖相关：**儿童青少年原发性高血压常与肥胖密切相关，不良的饮食习惯和缺乏运动是主要诱因。

3）**继发性：**继发性高血压在儿童青少年中更常见。在高血压儿童中，血压越高，高血压出现得越早，继发原因的可能性越大。

4）**筛查：**建议定期对有高血压家族史、肥胖或有其他危险因素的儿童进行血压筛查。

5）测量： 采用合适大小的袖带进行血压测量，确保结果准确。建议在静息状态下多次测量，并记录血压变化。

（2）控制目标

1）未合并靶器官损害： 应将血压降至95百分位数以下；

2）合并肾脏疾病、糖尿病或出现高血压靶器官损害： 应将血压降至90百分位数以下。

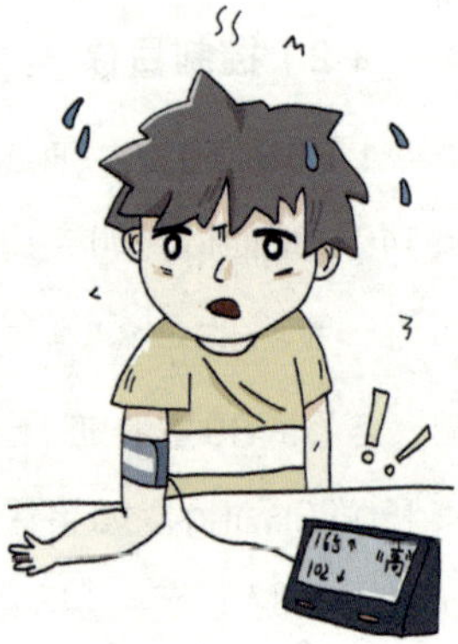

儿童青少年高血压

百分位数法，是以所调查人群的年龄、性别、血压的百分位值作为评定标准，可在《中国男（女）性儿童血压评价标准》表中查询。此外，还可通过计算公式或医学计算器计算。

中国男性儿童血压评价标准　　单位：mmHg

年龄/岁	SBP			$DBP-K_4$			$DBP-K_5$		
	P_{90}	P_{95}	P_{99}	P_{90}	P_{95}	P_{99}	P_{90}	P_{95}	P_{99}
3	102	105	112	66	69	73	66	69	73
4	103	107	114	67	70	74	67	70	74
5	106	110	117	69	72	77	68	71	77
6	108	112	120	71	74	80	69	73	78
7	111	115	123	73	77	83	71	74	80
8	113	117	125	75	78	85	72	76	82
9	114	119	127	76	79	86	74	77	83
10	115	120	129	76	80	87	74	78	84
11	117	122	131	77	81	88	75	78	84
12	119	124	133	78	81	88	75	78	84
13	120	125	135	78	82	89	75	79	84
14	122	127	138	79	83	90	76	79	84
15	124	129	140	80	84	90	76	79	85
16	125	130	141	81	85	91	76	79	85
17	127	132	142	82	85	91	77	80	86

中国女性儿童血压评价标准　　单位：mmHg

年龄/岁	SBP			DBP-K_4			DBP-K_5		
	P_{90}	P_{95}	P_{99}	P_{90}	P_{95}	P_{99}	P_{90}	P_{95}	P_{99}
3	101	104	110	66	68	72	66	68	72
4	102	105	112	67	69	73	67	69	73
5	104	107	114	68	71	76	68	71	76
6	106	110	117	70	73	78	69	72	78
7	108	112	120	72	75	81	70	73	79
8	111	115	123	74	77	83	71	74	81
9	112	117	125	75	78	85	72	76	82
10	114	118	127	76	80	86	73	77	83
11	116	121	130	77	80	87	74	77	83
12	117	122	132	78	81	88	75	78	84
13	118	123	132	78	81	88	75	78	84
14	118	123	132	78	82	88	75	78	84
15	118	123	132	78	82	88	75	78	84
16	119	123	132	78	82	88	75	78	84
17	119	124	133	79	82	88	76	78	84

注：SBP：收缩压；DBP：舒张压。

3.妊娠高血压

（1）诊断要点

1）妊娠期高血压：通常在妊娠20周后出现，分娩后12周内消失。血压水平为收缩压≥140mmHg或舒张压≥90mmHg。

2）子痫前期：在高血压的基础上伴有蛋白尿（尿蛋白≥300mg/24小时）或多系统受累（如肝功能异常、肾功能异常、血小板减少等）。

3）子痫：是子痫前期发展而来，表现为高血压、蛋白尿及抽搐或昏迷。

（2）控制目标

1）妊娠期高血压： 将收缩压控制在140～150mmHg，舒张压控制在90～100mmHg之间。避免血压过低，以防止胎儿供血不足。

2）子痫前期： 保持收缩压在140～150mmHg，舒张压在90～100mmHg之间。严格监测血压及尿蛋白水平，避免血压过高或过低。

3）严重子痫前期和子痫： 尽量将收缩压控制在160mmHg以下，舒张压控制在110mmHg以下。根据具体情况进行住院治疗，密切监测母婴健康状况。

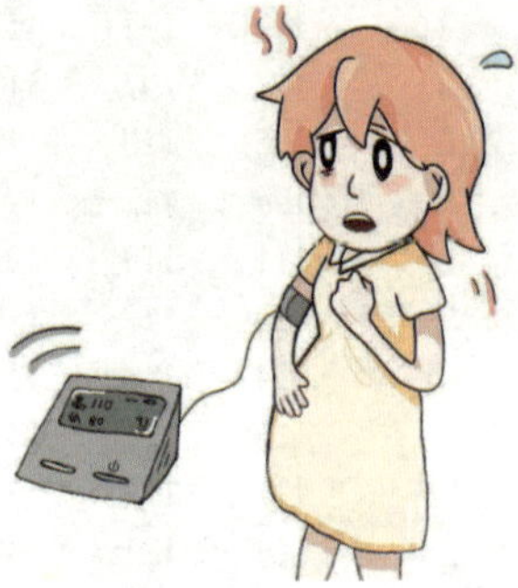

妊娠高血压

4.难治性高血压

（1）诊断要点

1）多药无效： 即使使用三种以上合适剂量的降压药物（包括一种利尿剂），血压仍然高于目标值。

2）潜在病因复杂： 对于难治性高血压，除部分病人存在遗传学和药物遗传学方面的因素外，多数病人还可能由以下原因引起，应进行鉴别或排除。

①假性难治性高血压：确认血压测量是否准确，有无“白大衣现象”，以及患者是否按医嘱服药。

②生活方式未获得有效改善：体重、食盐摄入过量，过量饮酒、吸烟等。

③降压治疗方案不合理：联合治疗方案里不包括利尿剂，使用对某些患者有明显不良反应的药物，导致不能增加剂量等情况。

④其他药物干扰：患者同时服用了干扰降压作用的药物，如三环类抗抑郁药、环孢素、减肥药、口服避孕药、糖皮质激素等。

⑤体液潴留：当机体中摄入过多的盐分、肾素-血管紧张素-醛固酮过度激活等都会导致体液潴留。

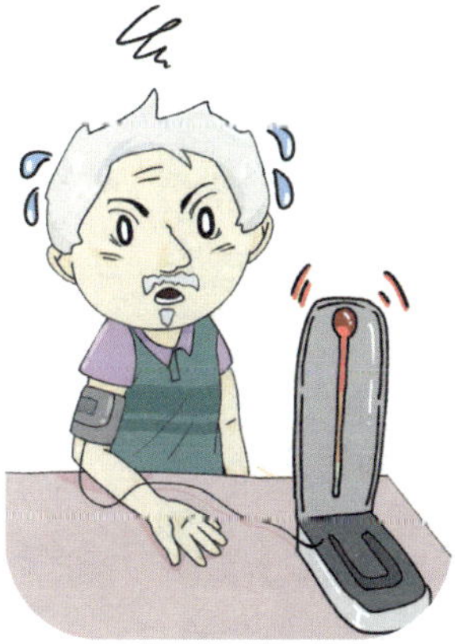
难治性高血压

5.继发性高血压

（1）诊断要点

1）明确病因：继发性高血压通常由特定的疾病或病理状态引起，如肾脏疾病、内分泌疾病、血管异常等。

2）急性或突发性：继发性高血压可能突然发作，病情进展迅速，常伴有严重症状。

3）可逆性：如果能够识别并治疗病因，继发性高血压有可能被治愈或显著改善。

（2）主要疾病和病因

继发性高血压占所有高血压病例的5%～10%，下表是关于继发性高血压的主要疾病和病因。

继发性高血压的主要疾病和病因

疾病类别	主要疾病和病因
肾脏疾病	肾小球肾炎 慢性肾盂肾炎 先天性肾脏病变(多囊肾) 继发性肾脏病变(结缔组织病，糖尿病肾病，肾淀粉样变等) 肾动脉狭窄 肾肿瘤
心血管病变	主动脉瓣关闭不全 完全性房室传导阻滞 主动脉缩窄 多发性大动脉炎
内分泌疾病	Cushing 综合征（皮质醇增多症嗜铬细胞瘤） 原发性醛固酮增多症 肾上腺性变态综合征 甲状腺功能亢进 甲状腺功能减退 甲状旁腺功能亢进 腺垂体功能亢进 绝经期综合征
颅脑病变	脑肿瘤 脑外伤 脑干感染
呼吸系统疾病	睡眠呼吸暂停综合征
其他	妊娠高血压综合征 红细胞增多症 药物（糖皮质激素、拟交感神经药、甘草）

（四）高血压急症与亚急症

1.高血压急症

高血压急症是指高血压患者由于某些诱因，使得血压突然显著升高（通常血压超过180/120mmHg），并伴有急性靶器官损害，需要紧急降压治疗。这些靶器官损害包括但不限于：

（1）脑

1）**高血压脑病：**严重头痛、恶心呕吐、意识模糊、癫痫发作。

2）**急性缺血性脑卒中或脑出血：**突发性神经功能缺损，需紧急影像学检查确认。

（2）心脏

1）**急性冠脉综合征（心绞痛或心肌梗死）：**胸痛、心电图改变、血清心肌标志物升高。

2）**急性左心衰竭或急性肺水肿：**呼吸困难、肺部湿啰音。

（3）肾脏

急性肾功能不全：血清肌酐迅速升高，尿量减少。

（4）眼

高血压视网膜病变：视力模糊、视网膜出血或渗出。

（5）大血管

主动脉夹层：突发剧烈胸痛或背痛，脉搏不对称。

2.高血压亚急症

高血压亚急症是指血压显著升高（通常收缩压≥180mmHg或舒张压≥120mmHg），病人可以有血压明显升高造成的症状，如头痛、胸闷、鼻出血和烦躁不安等，但无急性靶器官损害。不需要紧急住院治疗，但需要在数小时至数天内逐渐降压。

（五）恶性高血压

少数高血压急症患者病情急骤发展，舒张压持续≥130mmHg，并有头痛，视物模糊，眼底出血、渗出和视盘水肿，明显的肾脏损害，持续蛋白尿、血尿与管型尿时，诊断为恶性高血压。

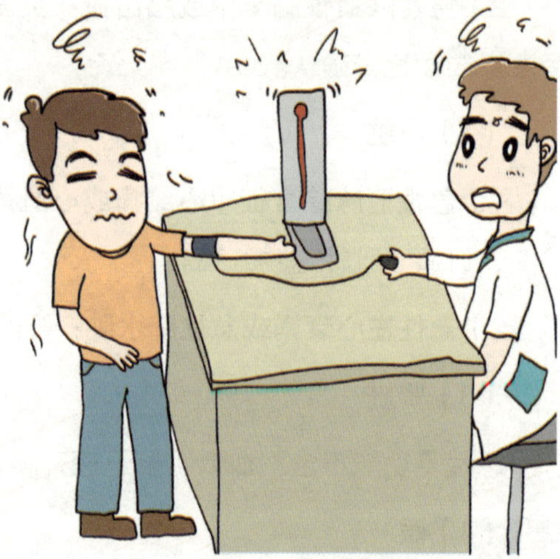

高血压急症

三、诊断高血压需要做哪些检查？

（一）实验室检查的意义

1.检查内脏功能

实验室检查能够帮助医生评估患者内脏器官的功能状况，尤其是肾脏、肝脏和心脏等重要器官。高血压对这些器官有显著的影响，因此检查其功能状态对于高血压管理非常关键。

2.发现隐藏问题

实验室检查还可以帮助发现高血压患者可能存在的隐藏健康问题，这些问题可能直接或间接影响血压水平。

3.协助医生制定治疗方案

实验室检查结果是医生制定个体化治疗方案的重要依据，通过这些检查，医生可以更好地了解患者的健康状况，从而制定更有效的治疗策略。

（二）实验室检查的基本项目

1.血常规检查

（1）全血细胞计数

1）白细胞计数（WBC）： 白细胞主要负责机体的免疫防御。白细胞计数升高可能提示感染、炎症或白血病；白细胞计数降低可能提示免疫功能低下或骨髓抑制。

2）红细胞计数（RBC）： 红细胞负责携带氧气。红细胞计数过高可能提示脱水或红细胞增多症；红细胞计数过低可能提示贫血。

3）血小板计数（PLT）： 血小板参与血液凝固。血小板计数过高可能提示血栓性疾病；血小板计数过低可能提示出血性疾病或骨髓抑制。

（2）血红蛋白

血红蛋白是红细胞中的一种蛋白质，负责携带氧气。血红蛋白水平可以反映红细胞的功能状态。

1）血红蛋白水平过高： 可能提示脱水或红细胞增多症。

2）血红蛋白水平过低： 可能提示贫血，需要进一步检查贫血的原因。

（3）血细胞比容

血细胞比容是指红细胞在血液中所占的比例，反映血液的浓稠度。

1）**血细胞比容升高：**可能提示脱水或红细胞增多症。

2）**血细胞比容降低：**可能提示贫血或血液稀释。

血常规部分参考值

检查项目	正常范围
白细胞	成人：（4～10）×10^9/L 新生儿：（15～20）×10^9/L 6月～2岁：（11～12）×10^9/L
红细胞	成人男性：（4.0～5.5）×10^{12}/L 成人女性：（3.5～5.0）×10^{12}/L 新生儿：（6.0～7.0）×10^{12}/L
血小板	（100～300）×10^9/L
血红蛋白	成人男性：（120～160）g/L 成人女性：（110～150）g/L 新生儿：（170～200）g/L
血细胞比容	成人男性：40%～50% 成人女性：37%～48%

2.肝功能检查

肝脏是人体最大的代谢器官，参与多种代谢过程。肝功能异常不仅影响高血压的控制，还可能增加心血管疾病的风险。

（1）肝功能和高血压的关系

1）代谢作用：肝脏负责多种代谢活动，包括药物代谢、脂质代谢和糖代谢。肝功能受损可能影响降压药物的代谢，从而影响药物疗效和安全性。

2）血脂异常：肝脏在胆固醇和脂蛋白代谢中起关键作用。肝功能异常可能导致血脂异常，这与高血压和动脉粥样硬化密切相关。

3）炎症反应：肝脏炎症可以通过多种途径影响血压调节，包括诱发系统性炎症反应，增加血管阻力。

（2）常见的肝功能检测项目

1）谷丙转氨酶（ALT）：是肝细胞损伤的标志物。当肝细胞受损时，ALT释放到血液中，导致血液中ALT水平升高。正常范围为5～40U/L。ALT水平升高提示肝细胞损伤，如病毒性肝炎、脂肪肝、药物性肝损伤等。

2）谷草转氨酶（AST）：AST存在于肝脏和其他组织（如心脏、肌肉）中。虽然AST也是肝细胞损伤的标志物，但其特异性不如ALT。正常范围为8～40U/L。AST水平升高提示肝细胞损伤，可能与心脏或肌肉损伤相关。

3）碱性磷酸酶（ALP）：ALP主要存在于肝脏、胆管、骨骼和肾脏中。ALP水平升高常提示肝胆疾病或骨骼疾病。男性正常范围为45～125U/L，女性29～49岁为30～100U/L；50～79岁为50～135U/L。ALP水平升高提示胆汁淤积性疾病，如胆管阻塞、胆汁性肝硬化等。

4）总蛋白和白蛋白：肝脏是蛋白质合成的重要器官。总蛋白包括白蛋白和球蛋白。白蛋白是肝脏合成的主要蛋白质，维持血浆胶体渗透压。总蛋白正常范围为60～80g/L，白蛋白正常范围为40～55g/dL。白蛋白水平下降提示肝功能减退或营养不良。

5）总胆红素和直接胆红素：胆红素是红细胞破坏后的产物，由肝脏代谢和排泄。总胆红素包括直接（结合型）和间接（非结合型）胆红素。成人总胆红素正常范围为3.4～17.1μmol/L，直接胆红素正常范围为0～6.8μmol/L，间接胆红素正常范围为1.7～10.2μmol/L。胆红素水平升高提示肝脏或胆道系统疾病，如肝炎、肝硬化、胆道阻塞等。

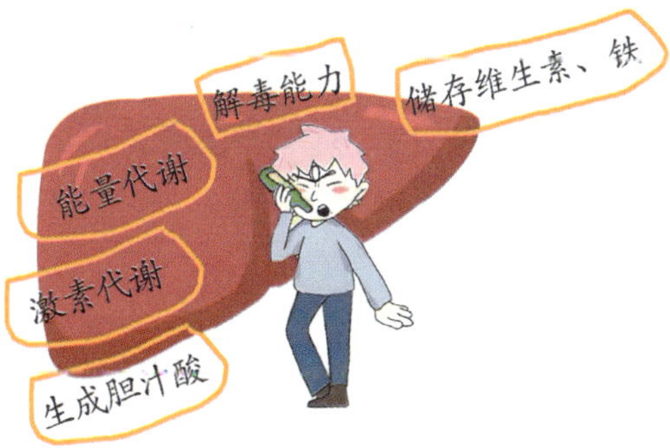
解毒能力
储存维生素、铁
能量代谢
激素代谢
生成胆汁酸

肝脏的功能

3.肾功能检查

肾功能检查在评估高血压患者的整体健康状况中起着重要作用。肾脏在维持体内液体和电解质平衡、排泄代谢废物方面具有关键作用。

（1）肾脏和高血压的关系

1）肾脏对血压的调节：肾脏通过调节钠和水的排泄、分泌肾素-血管紧张素-醛固酮系统（RAAS）来维持血压的稳定。肾功能异常可导致高血压。

2）高血压对肾脏的损害：长期高血压可损伤肾脏血管，导致肾功能下降，进一步加剧高血压，形成恶性循环。

（2）常见的肾功能检测项目

1）血清肌酐（Cr）：是肌肉代谢的产物，由肾脏排泄。血清肌酐水平可反映肾小球滤过功能。男性正常值为53～106μmol/L，女性为44～97μmol/L。血清肌酐水平升高提示肾功能受损。

2）尿素氮（BUN）：尿素氮是蛋白质代谢的产物，由肾脏排泄。尿素氮水平可反映肾功能和蛋白质代谢状态。成人正常范围为3.2～7.1mmol/L。尿素氮水平升高提示肾功能不全或蛋白质代谢异常。

3）肾小球滤过率（GFR）：是评估肾功能的一个重要指标，反映了肾小球的过滤能力。正常GFR为100±20ml/min。GFR下降提示肾功能减退。

（3）肾功能不好的警示信号

1）高血压难以控制：肾功能不全常导致高血压，且这种高血压往往难以控制。

2）尿量改变：肾功能不全可能导致尿量减少或排尿频率改变，如夜尿增多。

3）水肿：肾功能不全会引起身体尤其是下肢的水肿。

4）疲劳和乏力：由于代谢废物积聚，患者常常感觉疲劳乏力。

5）食欲减退和恶心：肾功能不全导致体内毒素积累，可能引起食欲不振、恶心等症状。

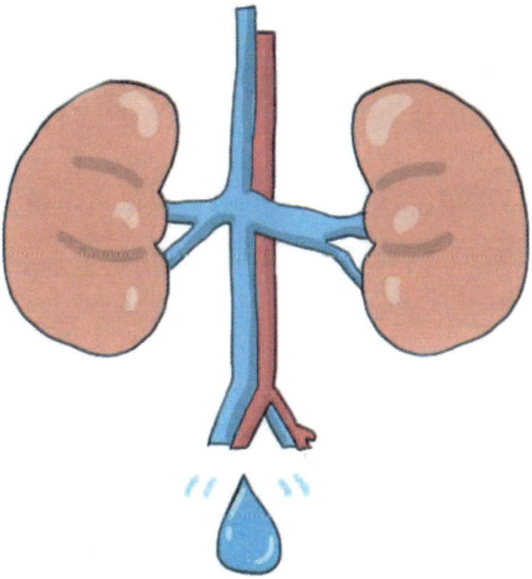

肾脏的功能

4.血脂分析

（1）血脂和高血压的关系

1）动脉粥样硬化： 高血脂可导致动脉粥样硬化，增加血管阻力，升高血压。动脉粥样硬化还会增加心脏病和中风的风险。

2）代谢综合征： 高血压和血脂异常常与肥胖、糖尿病等共同构成代谢综合征，增加心血管疾病的综合风险。

3）血管功能障碍： 高血脂会损害血管内皮功能，导致血管收缩功能异常，进而升高血压。

4）具体的血脂检测项目

①总胆固醇（TC）：总胆固醇是血脂的一部分，包括低密度脂蛋白胆固醇（LDL-C）和高密度脂蛋白胆固醇（HDL-C）等。

②低密度脂蛋白胆固醇（LDL-C）：LDL-C常被称为“坏”胆固醇，因为它可导致动脉粥样硬化，增加心血管疾病风险。LDL-C水平过高是心血管疾病的重要危险因素。

③高密度脂蛋白胆固醇（HDL-C）： HDL-C常被称为“好”胆固醇，因为它有助于将胆固醇从动脉壁运回肝脏进行代谢，降低心血管疾病风险。HDL-C水平过低提示心血管疾病风险增加。

④甘油三酯（TG）： 甘油三酯是储存在脂肪细胞中的脂肪，高甘油三酯与动脉粥样硬化和胰岛素抵抗相关。甘油三酯水平过高提示血脂异常和代谢综合征的风险增加。

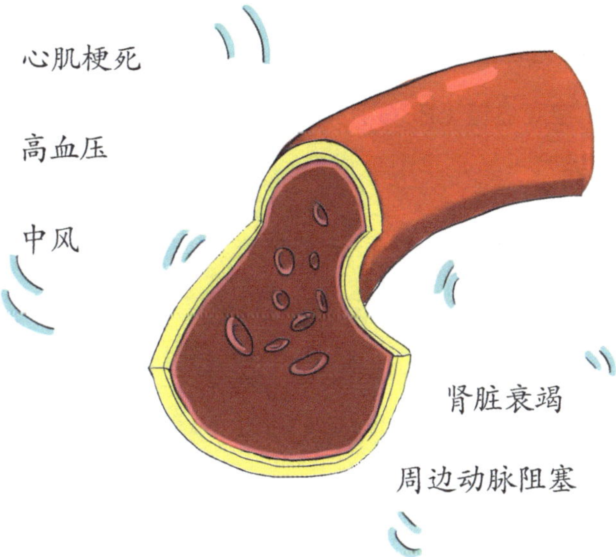

高血脂的危害

5.血糖检测

（1）高血糖和高血压的关系

1）共同风险因素：高血糖和高血压共享许多风险因素，如肥胖、不良饮食习惯和缺乏运动。这些因素会增加胰岛素抵抗，导致血糖和血压同时升高。

2）代谢综合征：高血糖和高血压常常共同构成代谢综合征的一部分，这种综合征显著增加了心血管疾病的风险。

3）血管损伤：高血糖可通过多种机制损伤血管，包括促进动脉粥样硬化和引发炎症反应，进而加重高血压的病情。

（2）具体的血糖检测项目

1）空腹血糖（FBG）：空腹血糖是测量患者在空腹状态下的血糖水平，是诊断糖尿病和评估血糖控制的重要指标。成人空腹血糖水平在3.9～6.0mmol/L之间，若空腹血糖超过正常范围又在7.0mmol/L以下则提示空腹血糖受损，≥7.0mmol/L成为糖尿病。

2）糖化血红蛋白（HbA1c）：反映的是过去3个月的平均血糖水平，是评估长期血糖控制的重要指标。正常范围为4%～6%。

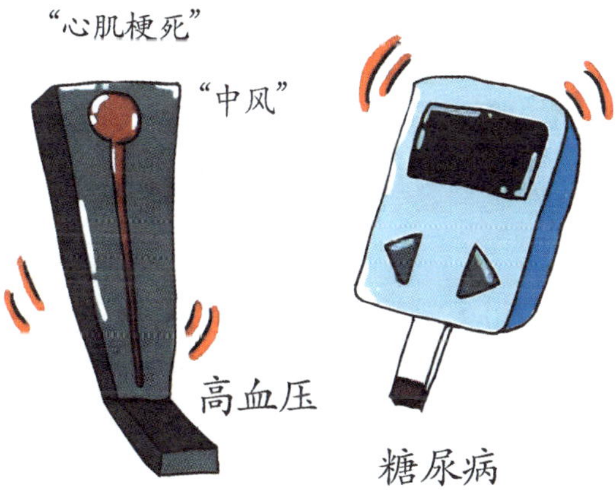

糖尿病与高血压的关系

6.电解质检测

（1）为什么电解质平衡很重要？

1）维持细胞功能： 电解质如钠、钾、钙和镁在体内的适当浓度对于维持细胞的正常功能至关重要，包括细胞膜电位、肌肉收缩和神经传导。

2）调节体液平衡： 电解质通过渗透压调节体内的液体分布和体液平衡，维持血容量和血压稳定。

3）心脏和血管功能： 电解质在维持心脏和血管的正常功能方面起着关键作用，任何失衡都可能导致心血管问题。

（2）常见的电解质检测项目

1）血钠（Na）： 钠是主要的细胞外阳离子，参与体液平衡和渗透压调节。参考值为135～145mmol/L。血清钠水平过低，可能导致体液失衡，表现为疲劳、头痛、恶心和严重的神经系统症状，严重时可引起低血压和休克；血清钠水平过高，常由于脱水或高盐饮食引起，可导致体液潴留，增加血容量，升高血压，增加心血管疾病风险。

2）血钾（K）： 钾是主要的细胞内阳离子，参与细胞膜电位的维持和神经肌肉功能。参考值为3.5～5.5mmol/L。钾离子水平异常提示电解质失衡，需进一步评估。血清钾水平过低，可能引起肌肉无力、痉挛和心律失常，低钾还会通过影响肾脏的钠排泄增加血压；血清钾水平过高，常见于肾功能不全，可引起心脏传导阻滞和严重的心律失常。

3）血钙（Ca）： 钙在骨骼健康、神经传导和肌肉收缩中起重要作用。参考值为2.25～2.58mmol/L。钙离子水平异常可能影响心脏和神经肌肉功能。

4）血镁（Mg）： 镁在蛋白质合成、肌肉和神经功能中起重要作用。参考值为0.7～1.1mmol/L。镁离子水平异常可能引起神经肌肉和心脏问题。

5）血氯（Cl）： 氯离子是主要的细胞外阴离子，参与体液平衡和酸碱平衡的调节。参考值为95～105mmol/L。氯离子水平异常提示体液和酸碱平衡紊乱。

6）血磷（P）：人体中70%～80%的磷以磷酸钙的形式沉积于骨髓中，只有少部分存在于体液中。血液中的磷有无机磷和有机磷两种形式，在能量代谢、骨骼健康和细胞功能中起重要作用。参考值为0.97～1.61mmol/L。血磷异常可能影响骨骼和代谢功能。

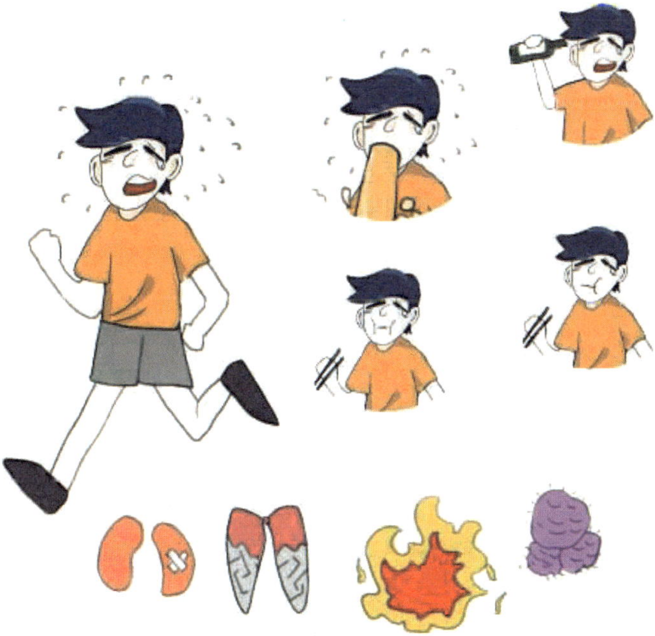

电解质失衡的原因

7.尿常规检查

（1）尿常规的作用

1）了解肾脏和泌尿系统的健康状况：尿常规检查是评估肾脏和泌尿系统健康的基本手段，可以发现肾脏疾病、尿路感染及其他相关疾病。

2）早期发现潜在疾病：通过尿常规检查，可以早期发现高血压患者可能存在的肾功能异常、糖尿病及其他相关疾病，从而及时进行干预和治疗。

（2）尿液检查的具体项目

1）尿沉渣镜检：是通过显微镜观察尿液沉渣中的细胞、结晶、细菌等成分，评估泌尿系统的健康状况。检查内容包括红细胞、白细胞、上皮细胞、细菌、酵母菌、晶体等。

2）尿蛋白：是评估肾脏滤过功能的重要指标。正常情况下，尿液中应无或仅有微量蛋白质。尿蛋白阳性提示肾脏滤过功能受损，如肾炎、肾病综合征等。

3）葡萄糖：是筛查糖尿病和其他代谢性疾病的重要指标。正常情况下，尿液中不应含有葡萄糖。尿糖阳性提示可能存在糖尿病或其他代谢紊乱，如妊娠糖尿病等。

4）尿潜血：是检测尿液中是否存在隐匿性血液的重要方法。正常情况下，尿液中不应含有红细胞。尿潜血阳性提示可能存在泌尿系统炎症、结石、肿瘤等。

尿常规部分参考值

主要项目	参考值	意义
红细胞（RBC）	0～5个/μl	升高提示泌尿系感染、损伤等
白细胞（WBC）与脓细胞	0～10个/μl	升高提示泌尿系感染
上皮细胞	0～少许/HPF	增多提示泌尿系统疾病
透明管型	偶见	增多提示肾实质性病变
尿蛋白（PRO）	阴性	阳性提示生理性蛋白尿或肾脏疾病
尿糖（GLU）	阴性	阳性提示糖尿病
酮体（KET）	阴性	阳性提示糖尿病酮症、长期饥饿、中毒等
胆红素（BIL）	阴性	阳性提示黄疸
尿胆原（UBG）	弱阳性/阴性	阳性提示黄疸
潜血（BLO）	阴性	阳性提示泌尿系感染、结石、肿瘤等

（三）推荐项目

1.超声心动图

（1）超声心动图的作用

1）了解心脏结构和功能：超声心动图可以详细显示心脏的形态、大小、壁厚、室壁运动以及心脏各腔室的容量和功能。通过超声心动图，可以评估高血压对心脏的影响，如左心室肥厚、心功能不全等。

2）评估心脏瓣膜病变：超声心动图可以清晰显示心脏瓣膜的形态和功能，帮助识别高血压患者是否存在瓣膜病变，如主动脉瓣狭窄或关闭不全。

3）检测心脏血流动力学：通过超声心动图可以评估心脏各部位的血流速度和方向，了解心脏的血流动力学状态，有助于发现高血压引起的心脏功能异常。

（2）结果解读

1）左心室肥厚：超声心动图可以显示左心室壁厚度的增加，这是高血压患者常见的心脏结构变化。

2）心脏功能评估：通过测量左心室射血分数（LVEF）和左心室舒张末期容积，可以评估心脏的收缩和舒张功能。高血压心脏病末期会出现心功能下降，甚至心力衰竭。

3）**心脏瓣膜状态：**检查心脏瓣膜的结构和功能，识别是否存在瓣膜狭窄或关闭不全。

4）**血流动力学分析：**通过多普勒超声评估心脏内血液流动的速度和方向，发现可能的血流异常。

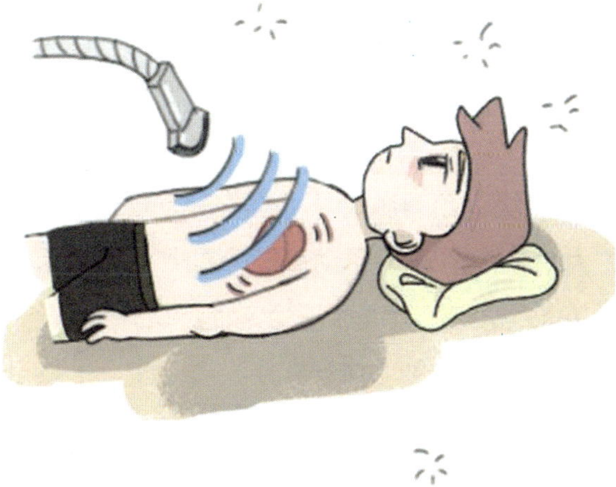

超声心动检查示意图

2.颈动脉超声

（1）颈动脉超声的意义

1）**检查动脉硬化情况：**颈动脉超声可以检测颈动脉内壁的厚度和斑块的存在，从而评估动脉硬化的程度。动脉硬化是高血压患者常见的并发症，也是心血管疾病的重要危险因素。

2）**评估心血管风险：**通过检测颈动脉的狭窄和斑块情况，可以评估患者的心血管疾病风险，帮助医生制定预防和治疗策略。

3）早期干预：颈动脉超声可以早期发现动脉硬化的迹象，及时采取干预措施，防止病情进一步发展。

（2）结果解读

1）颈动脉内膜中层厚度（IMT）：IMT是评估动脉硬化的一个重要指标。颈动脉IMT增厚提示动脉硬化的早期阶段。一般情况下，IMT＜0.9mm被认为是正常；IMT≥0.9mm提示动脉硬化风险增加。

2）颈动脉斑块：颈动脉斑块的存在是动脉粥样硬化的标志，斑块的大小和性质决定了动脉狭窄的严重程度和破裂风险。斑块可以分为稳定性斑块和不稳定性斑块，不稳定性斑块更易破裂，导致血栓形成和心血管事件。

3）颈动脉狭窄：颈动脉狭窄是由于动脉粥样硬化斑块引起的血管腔变窄，影响血流。严重狭窄可导致脑血流减少，增加中风风险。狭窄程度分为轻度（＜50%）、中度（50%～69%）和重度（≥70%）。中重度狭窄提示高风险，需要进一步评估和治疗。

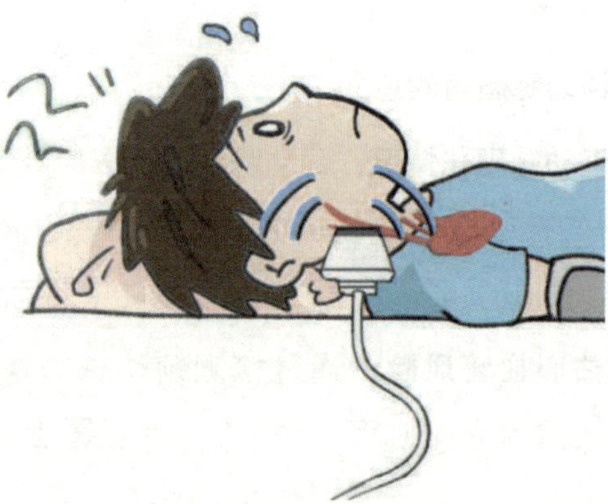

颈动脉超声检查示意图

3.餐后2小时血糖

餐后2小时血糖是指患者进食后2小时测得的血糖水平，它反映了进食后血糖的变化情况。

（1）餐后2小时血糖的意义

1）评估糖代谢状态：高血压患者常伴有糖代谢异常，特别是胰岛素抵抗和糖尿病的发生率较高。餐后2小时血糖检测可以帮助评估患者的糖代谢状态，早期发现糖尿病或糖耐量异常，从而进行早期干预。

2）综合管理心血管风险：高血压和高血糖常常共同存在，增加心血管疾病的风险。通过检测餐后2小时血糖，医生可以更全面地评估患者的心血管风险，并采取综合管理措施，包括饮食控制、运动和药物治疗，以降低心血管事件的发生率。

3）指导个性化治疗方案：餐后2小时血糖水平可以反映胰岛素分泌和作用的状况，有助于医生根据患者的具体情况调整降压药物和降糖药物的使用，优化治疗方案，提高治疗效果。

4）监测治疗效果：对于已经确诊的糖尿病患者，定期监测餐后2小时血糖有助于评估治疗效果和控制水平，及时调整治疗方案，避免低血糖或高血糖引发的并发症 。

（2）结果解读

正常餐后2小时血糖水平应＜7.8mmol/L，若餐后2小时血糖在7.8～11.0mmol/L之间提示糖耐量受损，≥11.1mmol/L则提示糖尿病。

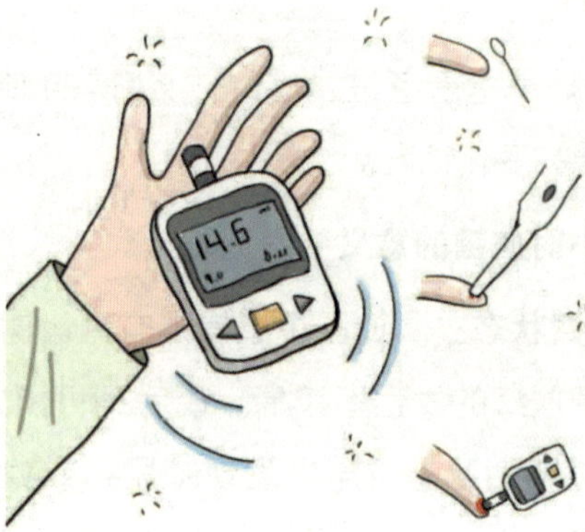

血糖的测量

4.血同型半胱氨酸

（1）血同型半胱氨酸（Hcy）

血同型半胱氨酸（Hcy）是蛋氨酸代谢的中间产物，其水平的升高与心血管疾病风险增加密切相关。

（2）血同型半胱氨酸的意义

1）血管内皮功能损伤：高同型半胱氨酸水平可损伤血管内皮细胞，削弱其功能，增加动脉硬化的风险。内皮功能受损会导致血管弹性降低，血压调节功能减弱，从而加重高血压的病情。

2）促进动脉硬化：同型半胱氨酸可通过氧化应激和炎症反应促进动脉粥样硬化的形成，这不仅增加了高血压患者的心血管风险，还可能导致严重的心血管事件，如心肌梗死和中风 。

3）增强血栓形成：高同型半胱氨酸水平会增加血液黏稠度，促进血栓形成，进一步增加高血压患者的心血管风险 。

（3）结果解读

正常成人的同型半胱氨酸水平通常为5～15μmol/L。15～30μmol/L，提示同型半胱氨酸水平轻度升高，需关注饮食和生活方式调整，适当补充叶酸、维生素B_6和B_{12}；30～100μmol/L，提示中度升高，可能需要药物干预，并进一步评估心血管风险；＞100μmol/L，提示严重升高，需立即进行全面评估和治疗，以降低心血管疾病的风险。

5.尿白蛋白定量与尿蛋白定量

（1）尿白蛋白的意义

1）评估肾脏损伤：高血压是导致肾脏损伤的重要原因，也是慢性肾脏病的主要原因之一。尿白蛋白定量及尿蛋白定量检测能够早期发现肾脏微小损伤，当肾小球滤过功能受损时，白蛋白会漏出进入尿液，提示肾脏损伤的早期阶段，而持续的蛋白尿是肾脏疾病的重要标志。

2）预测心血管风险：尿白蛋白与尿蛋白不仅是肾脏损伤的标志物，还与心血管疾病的发生风险密切相关。高血压患者尿白蛋白或尿蛋白升高提示心血管疾病风险增加，需要进行综合管理。

3）指导治疗决策：通过监测尿白蛋白及尿蛋白水平，医生可以评估降压治疗的效果，及时调整治疗方案，延缓肾脏损伤的进展，并降低心血管事件的发生风险。

（2）结果解读

通常采用早晨第一次尿液样本进行检测，也可以进行24小时尿液收集，24小时尿液收集更准确。

尿白蛋白及尿蛋白参考值

白蛋白尿	参考值	意义
正常范围	尿白蛋白＜30mg/24小时或尿白蛋白/肌酐比值＜30mg/g	正常范围内的尿白蛋白水平提示肾脏功能正常
微量	30～300mg/24小时或尿白蛋白/肌酐比值30～300mg/g	微量白蛋白尿提示早期肾脏损伤，需要进一步监测和干预
大量	＞300mg/24小时或尿白蛋白/肌酐比值＞300mg/g	大量白蛋白尿提示明显肾脏损伤或病变，需要积极治疗和管理

尿白蛋白及尿蛋白参考值续表

蛋白尿	参考值	意义
正常范围	尿蛋白定量＜150mg/24小时或尿蛋白/肌酐比值＜150mg/g	正常范围内的尿蛋白水平提示肾脏功能正常
轻度	150～500mg/24小时或尿蛋白/肌酐比值150～500mg/g	轻度蛋白尿提示早期肾脏损伤，需要进一步监测和干预
中度	500～2000mg/24小时或尿蛋白/肌酐比值500～2000 mg/g	中度蛋白尿提示明显肾脏损伤，需积极治疗和管理
重度	＞2000mg/24小时或尿蛋白/肌酐比值＞2000mg/g	重度蛋白尿提示严重肾脏损伤或病变，需要立即进行全面评估和治疗

6.眼底检查

眼底检查是评估高血压对眼睛影响的重要检查方法，在高血压患者的评估和管理中具有重要意义

（1）高血压对眼睛的影响

高血压性视网膜病变：高血压会导致视网膜的小血管受到损伤，导致高血压性视网膜病变。表现为视网膜动脉硬化、出血、渗出和视盘水肿等。这些变化会影响视力，严重时可导致失明。

视网膜中央动脉阻塞：高血压可能导致视网膜中央动脉阻塞，引起急性视力丧失，这种情况需要紧急医疗干预。

视网膜静脉阻塞：高血压也可能引起视网膜静脉阻塞，导致视力模糊和视野缺损。

（2）结果解读

1）视网膜动脉硬化：主要表现为动脉变细、反光增强，动静脉交叉处压迫现象。根据动脉硬化的严重程度分为Ⅰ至Ⅳ级。

2）视网膜出血和渗出：表现为视网膜上出现点状、条状或大片出血，视网膜表面有硬性或软性渗出物。该结果提示视网膜血管受损，病变进展需要进一步干预。

3）视盘水肿：表现为视盘边界模糊、隆起，周围视网膜出现水肿。视盘水肿提示高血压危象或其他严重的眼底病变，需要紧急处理。

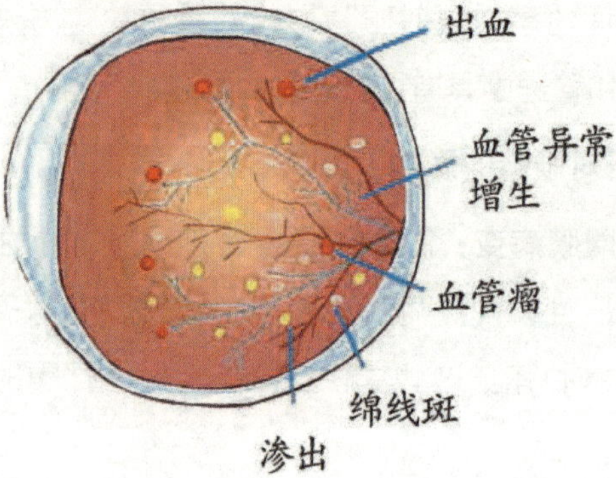

高血压眼底病变

7.胸部影像学检查

胸部影像学检查是评估高血压患者心肺健康状况的重要工具，它可以帮助早期发现和管理与高血压相关的心肺疾病。

（1）高血压对胸部的影响

1）左心室肥厚：高血压会增加心脏负担，导致左心室肌肉增厚，增加心脏病风险。

2）心力衰竭：长期高血压可引发心力衰竭，表现为肺部充血和胸部影像学变化。

3）动脉瘤：高血压是导致胸主动脉瘤形成的重要原因，严重时可引起主动脉夹层，危及生命。

4）肺水肿：急性高血压危象可能导致肺水肿，表现为胸部影像学上的肺部充血和渗出。

（2）结果解读

胸部X光检查是初步评估心肺健康的重要工具。它能够显示心脏的大小和形状，以及肺部和胸腔的病变。

1）心影增大：提示左心室肥厚或心力衰竭。心影增大通常伴随其他临床症状和体征。

2）肺部充血：显示为肺门阴影增大和肺野模糊，提示急性肺水肿或慢性心力衰竭。

3）主动脉扩张：X光可显示胸主动脉的扩张或变形，提示可能存在主动脉瘤。

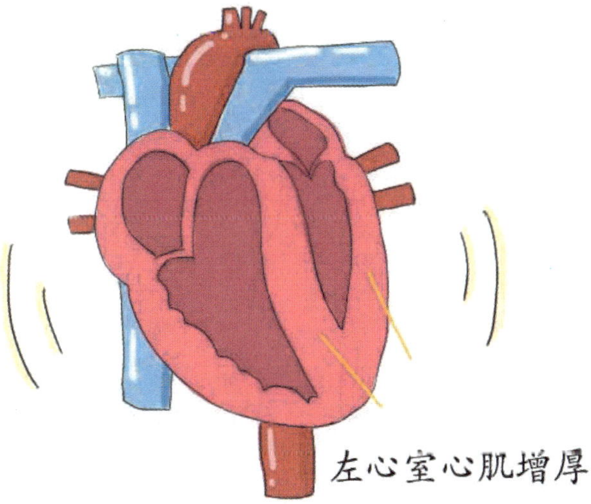

左心室肥厚示意图

胸部CT扫描比X光更详细，能够更清晰地显示心脏、肺和血管的结构，是评估高血压相关胸部病变的重要工具。

4）**左心室肥厚**：CT扫描可以详细显示心肌的厚度，帮助评估左心室肥厚的程度。

5）**主动脉病变**：CT扫描能够清晰显示主动脉的结构变化，检测主动脉瘤和主动脉夹层。

6）**肺水肿和充血**：CT扫描可以显示肺部的细节变化，如液体积聚、间质水肿和肺部血管扩张。

7）**肺部病变**：CT扫描可以发现与高血压相关的其他肺部病变，如肺动脉高压和相关的肺部损害。

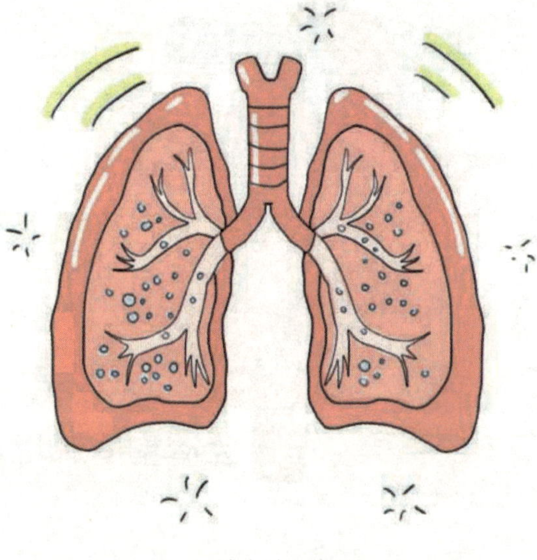

肺水肿示意图

8.脉搏传导速度（PWV）

（1）脉搏传导速度的意义

1）评估动脉硬化：PWV是评估动脉弹性和硬化程度的金标准。动脉硬化是高血压的重要并发症，PWV越高，动脉越硬化。通过测量PWV，可以早期发现动脉硬化。

2）预测心血管事件：PWV不仅能评估动脉硬化程度，还能预测心血管事件的发生风险。

3）指导治疗决策：PWV的测量有助于制定个性化治疗方案。通过监测PWV的变化，医生可以评估降压治疗的效果，及时调整治疗策略，以降低心血管风险。

（2）结果分析

1）正常范围：PWV＜10m/s，提示动脉弹性正常，心血管风险较低。

2）轻度硬化：PWV在10～12m/s之间，提示动脉弹性下降，存在轻度动脉硬化风险。

3）中度硬化：PWV在12～15m/s之间，提示动脉硬化程度中等，需要进一步评估和干预。

4）重度硬化：PWV＞15m/s，提示严重动脉硬化，心血管风险显著增加，需积极治疗和管理。

9.踝臂血压指数（ABI）

（1）踝臂血压指数的意义

1）评估外周动脉疾病（PAD）：高血压是外周动脉疾病的重要风险因素。ABI用于评估下肢动脉的血流情况，通过比较踝部和上臂的血压，能够早期发现PAD。

2）预测心血管风险：ABI不仅能评估PAD的存在，还能预测心血管事件的风险。

3）指导治疗决策：通过测量ABI，医生可以评估高血压患者的血管健康状况，制定个性化的治疗方案，以降低心血管风险。

（2）结果解读

1）正常范围：ABI为1.0～1.4，提示下肢动脉血流正常，无外周动脉疾病。

2）轻度异常：ABI在0.9～1.0之间，提示可能存在轻度外周动脉疾病，需要进一步评估和监测。

3）中度异常：ABI在0.7～0.9之间，提示中度外周动脉疾病，需进行积极治疗和管理。

4）严重异常：ABI<0.7，提示严重外周动脉疾病，可能伴随显著的血流受阻，需要立即干预。

5）异常高值：ABI>1.4，提示可能存在动脉僵硬或钙化，需进一步评估血管健康。

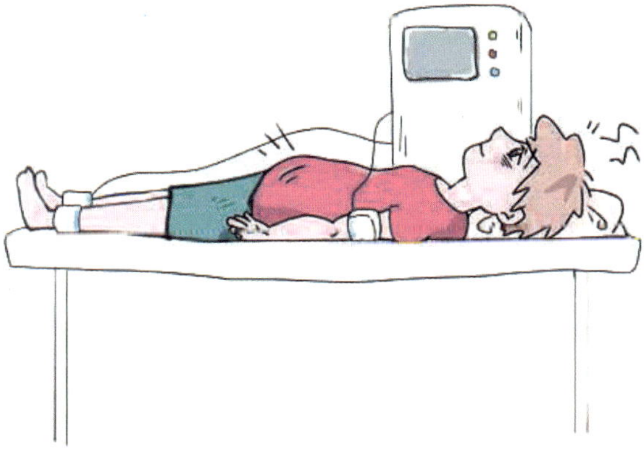

动脉硬化检测仪

（四）可选择项目

1.血浆肾素活性

血浆肾素活性（PRA）是评估肾素–血管紧张素–醛固酮系统（RAAS）功能的重要指标。

（1）肾素和血压的关系

1）调节血压：肾素是由肾脏分泌的一种酶，通过催化血管紧张素原转化为血管紧张素I，进一步转化为血管紧张素II。血管紧张素II是一种强效的血管收缩剂，能够升高血压。

2）影响血容量：血管紧张素Ⅱ刺激醛固酮分泌，增加钠和水的重吸收，增加血容量，从而升高血压。肾素水平的变化直接影响RAAS的活性，进而影响血压调节。

3）诊断原发性醛固酮增多症：原发性醛固酮增多症是一种高血压的原因，表现为高醛固酮、低肾素。通过检测PRA，可以辅助诊断这种疾病。

（2）结果解读

通常在清晨空腹状态下采集静脉血样本。为了准确测定PRA，患者在采血前应避免使用影响RAAS的药物（如利尿剂、β受体阻滞剂）一段时间。

1）正常范围：立位4.0～38pg/ml，卧位4.0～24.0pg/ml。不同实验室的参考值可能略有不同，应参考具体实验室的标准。

2）肾素水平升高：提示原发性醛固酮增多症或肾素分泌不足。高血压患者若PRA较低且伴随高醛固酮，需进一步评估是否存在原发性醛固酮增多症。

3）肾素水平降低：提示肾素分泌增加。常见于肾动脉狭窄、恶性高血压或肾素瘤等情况。高PRA提示RAAS过度活跃，可能需要进一步评估和干预。

2.血和尿醛固酮

（1）醛固酮对水盐平衡和血压的影响

1）调节水盐平衡：醛固酮是一种由肾上腺皮质分泌的激素，通过促进肾小管对钠的重吸收和对钾的排泄，调节体内的水盐平衡。增加钠的重吸收会增加水的重吸收，从而提高血容量和血压。

2）影响血压：醛固酮水平升高会导致钠和水的滞留，增加血容量，引起高血压。原发性醛固酮增多症是导致高血压的重要原因之一，常表现为高血压伴低钾血症。

（2）结果解读

抽取静脉血样本或收集24小时尿液来检测血清中或尿液中的醛固酮浓度。为了准确测定，通常要求患者在采血前休息，并停止使用可能影响醛固酮水平的药物。

1）正常范围：卧位10～160pg/ml，立位40～310pg/ml；24小时尿醛固酮的正常值为9.4～35.2nmol/24h。

2）醛固酮水平升高：提示可能存在原发性醛固酮增多症或继发性醛固酮增多症（如肾动脉狭窄），需进一步评估和确诊。

3）醛固酮水平降低：可能提示肾上腺功能不全或其他内分泌疾病。

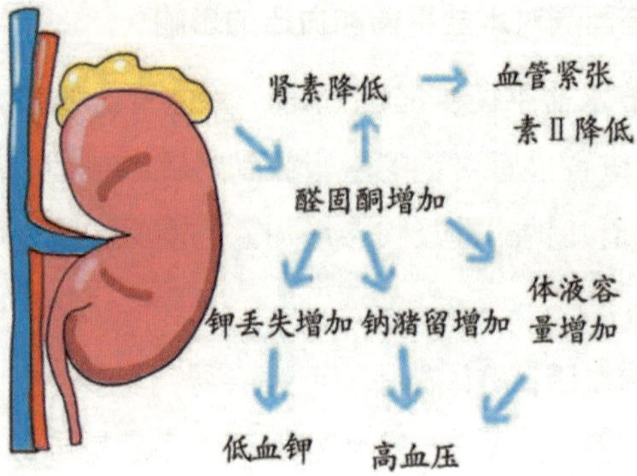

醛固酮增多症与高血压的关系

3.血和尿皮质醇

（1）皮质醇对代谢和血压的影响

1）调节代谢：皮质醇是肾上腺皮质分泌的激素，参与蛋白质、脂肪和糖的代谢，帮助身体应对压力。

2）影响血压：皮质醇通过增加血管对血管紧张素II和去甲肾上腺素的敏感性，促进钠的重吸收，从而提高血压。高皮质醇水平（库欣综合征）可导致高血压、体重增加和糖尿病。

（2）结果解读

通常在早晨和晚上抽取血样，测定血清皮质醇水平，以反映其昼夜节律。收集24小时尿液，用于测定尿液中的游离皮质醇浓度。此外，测定夜间唾液皮质醇水平，也可反映皮质醇的昼夜变化，简单便捷。

血清皮质醇上午8时在140～630nmol/L之间，午夜2时在55～165nmol/L之间，昼夜皮质醇浓度比值>2。24小时尿游离皮质醇在30～276nmol/L/24小时之间。

1）皮质醇水平升高：提示可能存在肾上腺皮质功能亢进症（如库欣综合征）、双侧肾上腺皮质增生或肿瘤、异源性ACTH综合征等，需进一步检查确认。

2）皮质醇水平降低：提示可能存在肾上腺皮质功能减退（Addison病）等。

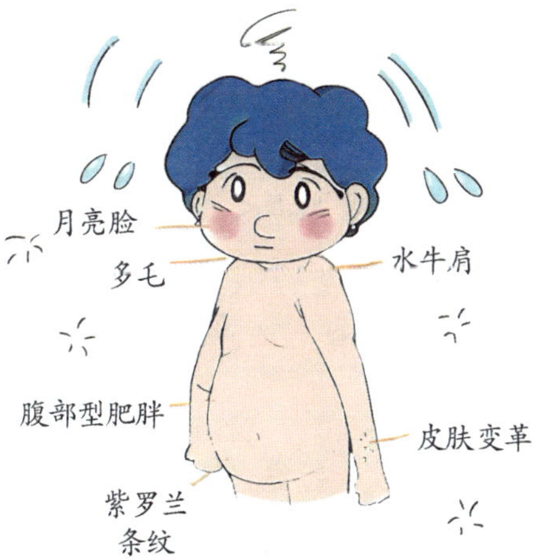

库欣综合征

4.血肾上腺素及去甲肾上腺素

（1）肾上腺素和去甲肾上腺素对心血管系统的影响

1）心血管效应：肾上腺素和去甲肾上腺素是由肾上腺髓质分泌的激素，通过刺激交感神经系统，增加心率、心输出量和血压。它们在应激反应（“战斗或逃跑”反应）中起重要作用。

2）血压调节：这些激素通过收缩血管、增加心脏收缩力和心率，提高血压。长期高水平的肾上腺素和去甲肾上腺素可导致持续性高血压和心血管疾病。

（2）结果解读

通过抽取静脉血样本或收集24小时尿液测定血浆或尿液中的肾上腺素和去甲肾上腺素的浓度。

1）正常范围：血浆肾上腺素＜100pg/ml，去甲肾上腺素＜600pg/ml。24小时尿肾上腺素＜20μg/24小时，去甲肾上腺素＜100μg/24小时。

2）水平升高：提示可能存在嗜铬细胞瘤或其他肾上腺肿瘤，需进一步检查确认。

3）水平降低：较少见，需结合临床症状和其他检查结果综合评估。

5.尿儿茶酚胺

（1）儿茶酚胺对血压的影响

1）升高血压： 儿茶酚胺（如肾上腺素、去甲肾上腺素和多巴胺）通过刺激交感神经系统，增加心率和心输出量，收缩血管，从而显著升高血压。

2）应激反应： 在压力或紧急情况下，儿茶酚胺分泌增加，导致短期内血压升高，长期过高的儿茶酚胺水平可导致持续性高血压和心血管疾病。

（2）结果解读

通过收集24小时尿液测定尿液中儿茶酚胺的浓度。

1）参考值： 71～229.5nmol/24h

2）儿茶酚胺水平升高： 提示可能存在嗜铬细胞瘤或其他肾上腺肿瘤，需进一步检查确认。

3）儿茶酚胺水平降低： 较少见，需结合临床症状和其他检查结果综合评估。

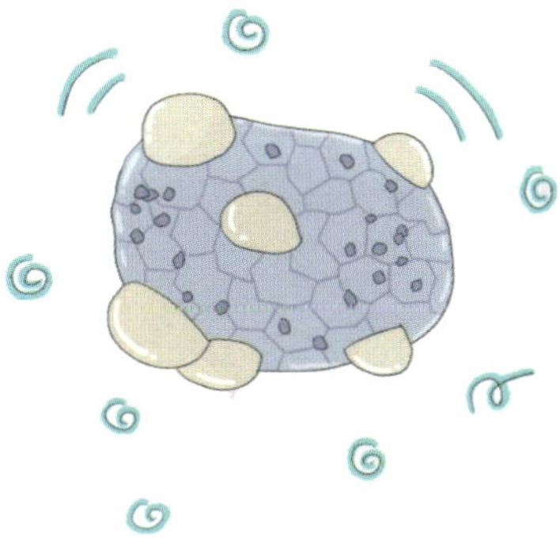

嗜铬细胞瘤

6.动脉CTA检查

（1）动脉CTA的意义

1）评估动脉硬化和狭窄：动脉CTA是一种高分辨率的影像学检查方法，通过注射造影剂并拍摄CT图像，可以详细显示动脉的结构和病变情况。它能够评估动脉硬化的程度，检测动脉狭窄、闭塞以及动脉瘤等病变。

2）心血管风险评估：动脉CT能够提供关于动脉粥样硬化斑块的详细信息，包括斑块的大小、组成和稳定性，从而帮助评估心血管事件的风险。

3）术前评估和规划：在需要进行血管介入或手术治疗前，动脉CT能够提供精确的血管解剖信息，有助于制定手术计划和指导操作。

（2）检查方法

1）准备工作：患者需要在检查前停止使用某些药物（如二甲双胍），同时评估患者是否对碘造影剂过敏。

2）检查过程：患者平躺在CT检查床上，静脉注射碘造影剂，使血管显影清晰，扫描过程中需保持静止。CT扫描仪通过环绕患者的X射线管和探测器快速获取多个角度的图像。

（3）结果解读

1）正常动脉：动脉壁光滑，无明显狭窄、硬化或异常增厚。

2）**动脉硬化：**动脉壁有钙化斑块或非钙化斑块，提示动脉粥样硬化的存在。斑块的大小和组成有助于评估其稳定性和破裂风险。

3）**动脉狭窄或闭塞：**动脉管腔明显变窄或完全闭塞，提示血流受阻。根据狭窄的程度（轻度、中度、重度），制定进一步治疗方案。

4）**动脉瘤：**动脉壁异常膨大，形成动脉瘤。动脉瘤的大小和位置决定了其破裂风险和治疗策略。

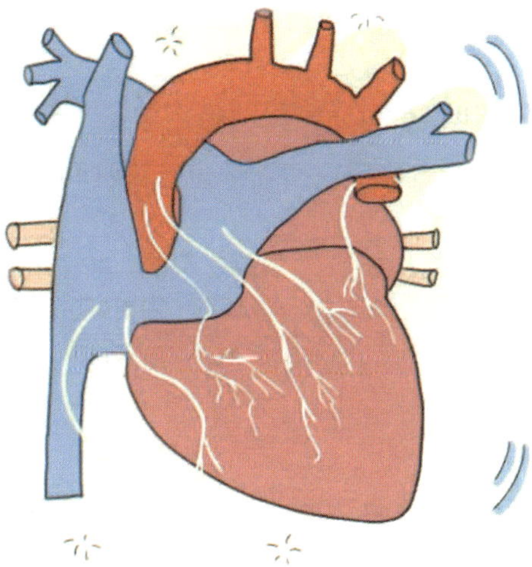

CTA影像（冠状动脉）

7.肾和肾上腺超声

（1）肾和肾上腺超声的意义

1）肾脏和肾上腺健康评估： 肾和肾上腺超声是一种无创、无辐射的影像学检查方法，通过声波成像，可以清晰显示肾脏和肾上腺的结构，帮助评估其健康状况，发现肿瘤、囊肿、肾结石等病变。

2）评估高血压相关疾病： 高血压患者常伴有肾脏或肾上腺疾病，如肾动脉狭窄、肾上腺肿瘤（如嗜铬细胞瘤），通过超声检查可以早期发现这些病变，并及时进行干预。

（2）检查方法

1）准备工作： 患者通常无须特别准备，但建议在检查前饮水以充盈膀胱，这有助于更清晰地显示肾脏和肾上腺。

2）过程： 患者平躺在检查床上，医生在腹部涂抹耦合剂，以帮助超声探头与皮肤良好接触。医生通过移动探头在腹部进行扫描，获取肾脏和肾上腺的图像。

（3）结果解读

1）正常结构： 肾脏和肾上腺形态正常，无占位性病变。

2）异常发现： 如肿瘤、囊肿、肾结石等，需要进一步评估和治疗。

8.肾血管超声

（1）肾血管超声的意义

1）检查肾动脉狭窄或阻塞：肾血管超声是一种通过超声波评估肾动脉血流的无创检查方法，可以发现肾动脉狭窄或阻塞，评估血流动力学状态。

2）评估肾血流量：通过多普勒超声技术，能够测量肾动脉血流速度和方向，评估肾脏血流灌注情况。

（2）结果解读

1）正常血流：肾动脉血流速度和方向正常，无狭窄或阻塞。

2）狭窄或阻塞：肾动脉血流速度增加，提示可能存在狭窄或阻塞。需进一步评估，如肾动脉造影。

9.肾和肾上腺影像学检查

（1）肾和肾上腺影像学检查的意义

影像学检查如计算机断层扫描（CT）和磁共振成像（MRI）可以提供详细的肾脏和肾上腺解剖结构图像，帮助评估肾脏和肾上腺的健康状况，发现病变。

（2）结果解读

1）CT平扫：患者需平躺在CT检查床上，注射造影剂后进行扫描，获取肾脏和肾上腺的详细图像。CT能够发现肾脏和肾上腺的肿瘤、囊肿、结石等病变，评估其大小、形态和位置。

2）MRI：患者平躺在MRI检查床上，通过磁场和无线电波获取肾脏和肾上腺的高分辨率图像。MRI能提供更详细的软组织对比，有助于发现细小的病变和评估肿瘤性质。

10.睡眠呼吸监测

（1）高血压与睡眠呼吸暂停综合征的关系

睡眠呼吸暂停综合征（OSA）是一种常见的睡眠障碍，与高血压密切相关。OSA可导致夜间反复的呼吸暂停和低氧血症，增加交感神经活动，导致血压升高。

（2）检测方法

1）多导睡眠图（PSG）：通过在睡眠过程中记录脑电图、肌电图、眼电图、鼻气流、胸腹呼吸运动和血氧饱和度等参数，评估睡眠呼吸状况。

2）便携式睡眠监测：使用便携式设备在家中进行监测，记录鼻气流、血氧饱和度和心率等参数。

（3）结果解读

1）正常：无显著的呼吸暂停或低氧血症，睡眠结构正常。

2）睡眠呼吸暂停综合征：每小时呼吸暂停-低通气指数（AHI）≥5次，伴有低氧血症。需要进一步评估和治疗，如持续气道正压通气（CPAP）。

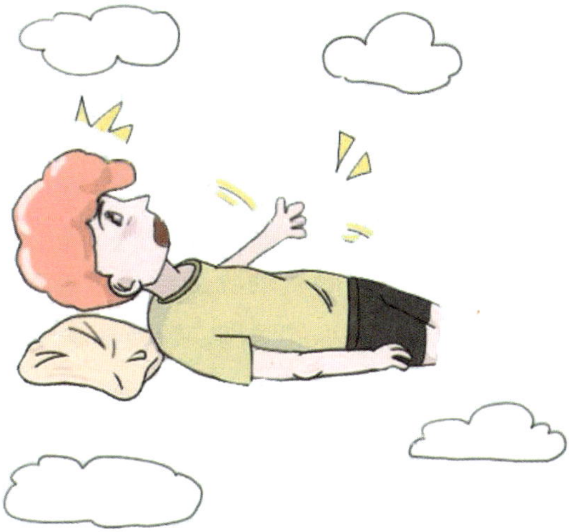

睡眠呼吸暂停综合征

11.心、脑、肾相关检查

（1）为什么要做心脑肾相关检查?

1）综合评估高血压的影响：高血压不仅影响血压，还可能对心脏、脑和肾脏造成损害。通过心脑肾相关检查，医生可以全面评估高血压对这些关键器官的影响，发现潜在的并发症。

2）指导治疗决策： 通过这些检查，医生可以根据患者的具体情况制定个性化的治疗方案，提高治疗效果，减少高血压并发症的发生。

（2）常见的心脑肾相关检查项目

1）心脏检查

①心电图（ECG）：通过记录心脏的电活动，评估心脏的节律和电传导系统。高血压可能引起左心室肥厚、心律失常等变化，心电图能够帮助发现这些问题。

②冠状动脉造影：冠状动脉造影通过注射造影剂和X光拍摄，详细显示冠状动脉的结构，评估动脉硬化和狭窄的程度。高血压患者常伴有冠心病风险，冠状动脉造影能够明确冠状动脉的病变情况。正常冠状动脉造影显示动脉通畅无狭窄。如果发现动脉狭窄或闭塞，需要进一步治疗，如支架植入或冠状动脉旁路手术。

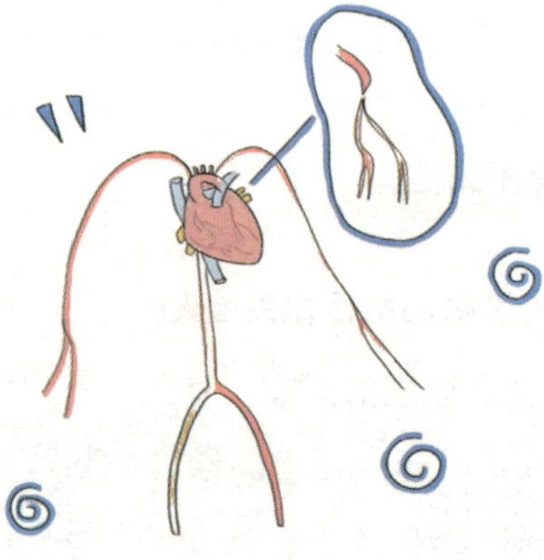

冠状动脉造影示意图

2）脑部检查

①脑部CT：脑部CT通过X光拍摄详细的脑部图像，评估脑部结构的变化。高血压可能导致脑出血、脑梗死等脑血管疾病，脑部CT能够帮助早期发现这些问题。正常脑部CT显示脑组织结构清晰无异常。如果发现出血、梗死或其他异常，需要及时处理。

②脑部MRI：即脑部核磁共振，是利用磁场和无线电波生成高分辨率的脑部图像，详细评估脑部软组织的变化。与CT相比，MRI更适合发现细小的病变和早期脑血管病变。正常脑部MRI显示脑组织正常无异常。如果发现脑血管病变或其他异常，需要进一步评估和治疗。

3）肾脏检查

肾动脉造影：肾动脉造影通过注射造影剂和X光拍摄，详细显示肾动脉的结构，评估肾动脉狭窄或阻塞的情况。肾动脉狭窄是高血压的重要原因之一，通过肾动脉造影可以明确诊断。正常肾动脉造影显示动脉通畅无狭窄。如果发现狭窄或阻塞，需要进一步治疗，如介入治疗或手术。

四、高血压初步诊断流程

（一）初次筛查

1.病史采集

了解患者的家族史、个人史、生活方式和症状。

2.体格检查

测量血压（包括多次测量和不同体位测量），评估体重和身高，进行心肺听诊和腹部检查。

（二）初步评估

通过实验室检查，医生可以评估患者的整体健康状况，特别是肝脏、肾脏的功能以及血糖、血脂水平。通过这些数据，医生能够识别可能的继发性高血压原因，如肾脏疾病或内分泌问题，并排除或确认其他相关健康问题。这一阶段的检查结果不仅有助于确定高血压的严重程度，还能为制定后续的治疗计划提供重要的参考。

（三）进一步评估

如果初步评估结果显示有异常或存在其他并发症的风险，医生通常会建议进行进一步的辅助检查。这些检查包括心电图、超声心动图、颈动脉超声、动态血压监测（24小时血压监测），甚至可能包括肾脏或肾动脉的影像学检查。辅助检查的目的是更全面地评估心脏、血管和肾脏的健康状况，识别可能导致高血压的潜在器质性病变，并帮助判断病情的复杂程度。通过这些详细的检查，医生可以更加精准地制定治疗方案，确保患者的血压得到有效控制，减少心脑血管并发症的风险。

（四）确诊

根据《中国高血压防治指南2023年版》收缩压≥140mmHg和/或舒张压≥90mmHg，至少两次不同时间测量结果一致。

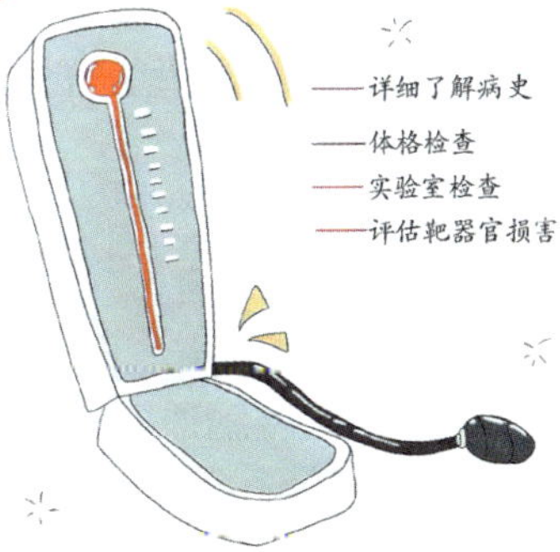

高血压初步诊断评估简易流程图

第三章 高血压的治疗

一、高血压治疗的意义与原则

（一）为什么要治疗高血压？

1.预防心血管疾病

高血压是心脏病的主要危险因素。长期的高血压会导致动脉硬化和冠状动脉疾病，增加心肌梗死的风险。通过控制血压，可以显著降低心脏病的发病率。

2.预防中风

高血压会使脑血管承受过高的压力，导致脑血管壁损伤，引发中风。控制血压能够减少脑卒中的发生率。

3.保护肾功能

高血压会增加肾小球的压力，导致肾功能衰竭。通过控制血压，可以延缓或预防肾功能恶化。

4.预防视网膜病变

高血压会导致视网膜血管损伤，引发视网膜病变，甚至导致失明。治疗高血压有助于保护视力，减少眼部并发症，且有效的降压治疗可以显著降低高血压视网膜病变的发生率。

5.提高生活质量

高血压常伴随头痛、头晕、乏力等症状，影响日常生活和工作。通过控制血压，这些症状可以得到改善，患者的生活质量会显著提高。

6.延长寿命

高血压如果不加控制，会增加早期死亡的风险。通过有效的治疗和管理，可以显著降低死亡率，延长患者的寿命。

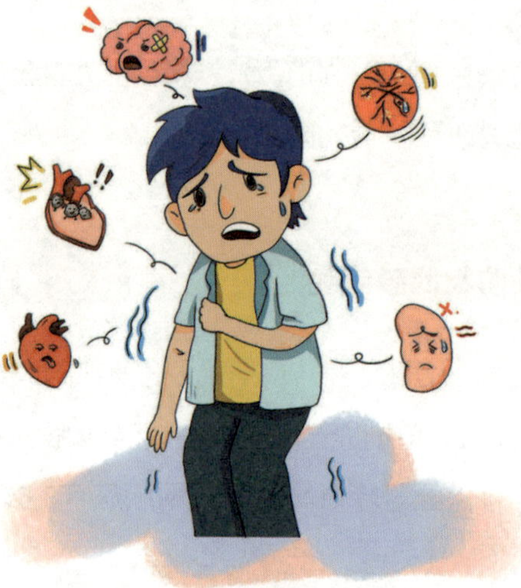

高血压的危害

（二）治疗原则是什么？

高血压的治疗原则包括早期干预、长期坚持以及多重危险因素协同治疗。这些原则有助于全面控制高血压，预防并发症，提高患者的生活质量。

1.早期干预，防患未然

为什么越早治疗越好？

（1）预防器官损伤： 高血压对心、脑、肾等重要器官的损害是长期积累的过程。早期治疗能够防止或减缓这些器官的损伤，降低心脏病、中风和肾病的发生率。

（2）改善预后： 高血压的早期控制能够改善患者的长期预后，减少高血压相关的并发症，提高生活质量。

（3）减少医疗费用： 早期控制高血压可以减少因并发症引起的住院和治疗费用，降低医疗成本。

2.长期坚持，规律治疗

持续治疗的重要性

（1）保持血压稳定： 高血压是慢性疾病，需要长期管理。持续的治疗和监测可以保持血压稳定，避免血压波动引起的急性心血管事件。

（2）防止病情反复： 中断治疗可能导致血压反弹，甚至比之前更高，增加心脏病和中风的风险，而持续治疗可以防止这种反复。

（3）减少并发症： 长期坚持治疗可以有效减少高血压的长期并发症，如肾衰竭、视网膜病变和心力衰竭等。

3.多重危险因素协同治疗，多管齐下

药物与非药物治疗相结合

（1）药物治疗：根据患者的具体情况，选择合适的降压药物，如ACE抑制剂、ARB、β受体阻滞剂、钙通道阻滞剂和利尿剂等，确保血压控制在理想范围。指南建议，针对不同的高血压类型和合并症，个性化选择和调整药物治疗方案。

（2）非药物治疗：通过生活方式的改变，如饮食控制、运动、戒烟限酒等，增强药物治疗效果。

（3）协同作用：药物和非药物治疗相结合，能够更全面、有效地控制血压，降低心血管风险，并显著改善高血压患者的预后和生活质量。

4.高血压治疗时机和控制目标

（1）何时开始药物治疗？

何时进行降压药物治疗需要通过综合考虑患者的血压水平以及心血管风险进行判断：

1）血压水平130~139/85~89mmHg的正常高值人群

如果心血管风险为低危/中危，建议进行生活方式干预；如果心血管风险为高危/很高危，应立即启动降压药物治疗。

2）对于血压水平140~159/90~99mmHg的高血压患者

如果心血管风险为低危/中危，可进行4～12周的生活方式改善，如血压仍不达标，应尽早启动降压药物治疗；如果心血管风险为高危/很高危，应立即启动降压药物治疗。

3）对于血压水平≥160/100mmHg的高血压患者

高血压患者的血压水平一旦超过此水平，都应立即启动降压药物治疗。

（2）血压控制在什么范围才合理？

高血压的控制目标因人而异，需根据患者的具体情况制定个性化的血压控制范围。

老年高血压患者启动降压药物治疗的时机及血压目标值

老年人群	启动降压时机	血压目标值
65~79岁老年人	血压≥140/90mmHg应开始药物治疗。	降压目标＜140/90mmHg如可耐受，可降至＜130/80mmHg。
≥80岁老年人	收缩压≥150mmHg可开始药物治疗。	降压目标＜150/90mmHg如可耐受，可考虑更低的血压目标。
合并心血管并发症或靶器官损害、心血管风险高危者	应及早启动降压药物治疗以改善预后。	经老年综合评估后，在患者可耐受前提下可采取较严格的降压策略。
合并多种共病或衰弱等老年综合征者	启动时机可适当放宽，高龄衰弱者收缩压≥160mmHg可启动药物治疗。	降压目标需个体化，合并衰弱患者收缩压目标应＜150mmHg，但不＜130mmHg。

其他特殊类型高血压患者的血压目标值

患者类型	目标血压
糖尿病	<130/80mmHg
肾病	无蛋白尿者<140/90mmHg，如能耐受可<130/80mmHg，有蛋白尿者<130/80mmHg
冠心病	<140/90mmHg，如能耐受可<130/80mmHg
心力衰竭	<130/80mmHg
卒中	病情稳定的卒中患者<140/90mmHg，如能耐受可<130/80mmHg
认知障碍	<140/90mmHg，如能耐受可<130/80mmHg
外周血管疾病	<140/90mmHg
妊娠高血压	将110/70mmHg设定为降压治疗的安全下限可能是合理的
儿童青少年高血压	未合并靶器官损害的儿童与青少年高血压应将血压降至95百分位数以下；合并肾脏疾病、糖尿病或出现高血压靶器官损害时，应将血压降至90百分位数以下

二、高血压的药物治疗

（一）降压药物应用的基本原则

1.小剂量起始

在高血压的药物治疗中，小剂量起始是一个重要的原则。

（1）减少副作用

初始剂量低可以减少药物的不良反应，特别是对于老年患者或合并多种疾病的患者。随着患者对药物的耐受性增加，可以逐步调整剂量。

（2）副作用监测

低剂量起始能够让医生在副作用较轻时发现和管理，提高治疗的安全性。

（3）减少初期不适，提高依从性

药物起始剂量过高可能会导致患者出现明显的不适，影响他们继续用药的意愿。通过小剂量起始，患者可以更好地适应药物，从而提高依从性。

（4）灵活调整

从小剂量开始，医生可以根据患者的血压反应和副作用逐步调整剂量，确保达到最佳的治疗效果。

（5）特殊人群

老年人对药物的代谢和排泄能力较弱，更容易出现药物相关的副作用，因此小剂量起始尤其重要。

2.优先选择长效制剂

降压药物具有长效与短效之分，长效药物通过特殊的药物制剂技术，可使活性成分缓慢释放，提供更长时间的药效。

（1）24小时稳定控制血压

持续效果：长效制剂通过缓慢释放活性成分，能够提供持续的血压控制，避免血压波动。

减少晨峰血压：长效制剂可以有效降低晨峰血压，这是高血压患者发生心血管事件的高危时段。

（2）简化用药方案

每日一次：长效制剂通常只需每日一次用药，简化了治疗方案，减少了患者的负担。

依从性提高：每日一次的用药方式便于患者坚持，特别是对于老年人和需要同时服用多种药物的患者。

（3）减少副作用

平稳释放：长效制剂通过平稳释放药物，避免了药物浓度的急剧变化，从而减少了副作用的发生。

（4）提高生活质量

方便性：长效制剂的方便性不仅提高了依从性，还减少了患者因多次用药带来的生活干扰。

患者满意度更高：研究显示，患者对每日一次用药的满意度显著高于每日多次用药。

然而，长效制剂亦不是完全没有缺点，由于长效药物的起效时间较慢，因此不能用于急性症状的快速缓解。此外，由于制剂工艺复杂，其价格通常与短效制剂相比较高。

长效制剂与短效制剂的区别

类别	长效制剂	短效制剂
定义	缓慢释放，提供24小时的稳定药效。	快速释放，作用时间通常为4～6小时。
用药频率	每日一次。	每日需多次服用。
血压控制	平稳控制血压，减少波动。	血压波动大，容易出现反弹。
依从性	高，简化用药方案，便于坚持。	低，多次服药增加负担。
副作用	较少，药物浓度平稳释放。	较多，药物浓度快速变化。
适用人群	需要长期稳定控制血压的患者，特别是老年人。	需要快速控制血压的急性患者。
价格	较高，由于制剂工艺复杂。	较低，通常为普通制剂。
安全性	高，减少药物相关不良反应。	较低，频繁用药易导致不良反应。

3.联合用药

联合用药是高血压治疗中的一种常见策略，特别适用于单药治疗效果不佳或需要多重机制降压的患者。

（1）联合用药的基本原则

1）不同药物机制互补：通过选择作用机制不同的药物，可以增强降压效果。研究显示，不同机制药物的联合使用比单药治疗更能有效降低血压。例如，ACEI类药物和钙通道阻滞剂联合使用，可以通过抑制血管紧张素和扩张血管双重作用降压。

2）低剂量组合：使用低剂量的多种药物可以减少每种药物的副作用，同时达到良好的降压效果。例如，噻嗪类利尿剂与ACEI类药物的组合可以减少电解质紊乱和咳嗽的发生。

3）固定复方制剂：固定复方制剂是将两种或多种药物结合在一个片剂中的简化用药方案，提高了患者的依从性。例如，氨氯地平/贝那普利片就是一种常见的固定复方制剂。

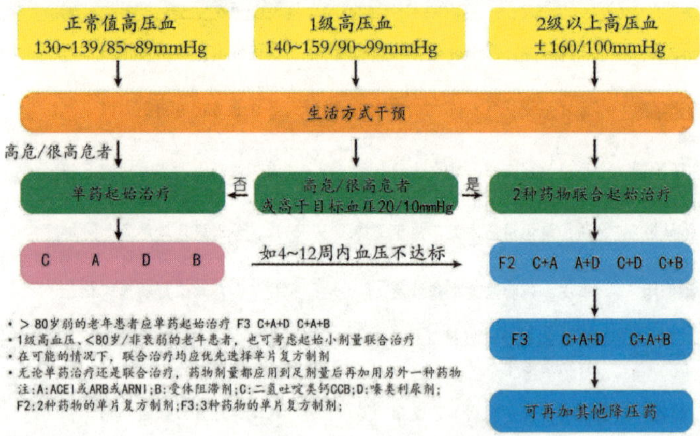

高血压单药或联合用药流程图

4）常见联合用药方案

高血压联合治疗方案

主要推荐应用的优化联合治疗方案	可以考虑适用的联合治疗方案	不常规推荐的联合治疗方案
二氢吡啶类CCB+ACEI/ARB/ARNI	利尿剂+β受体阻滞剂	ACEI、ARB、ARNI与阿利吉仑这四种药物之间的任意联合
ACEI/ARB/ARNI+噻嗪类利尿剂	α受体阻滞剂+β受体阻滞剂	中枢作用药+β受体阻滞剂
二氢吡啶类CCB+噻嗪类利尿剂	二氢吡啶类CCB+保钾利尿剂	
二氢吡啶类CCB+β受体阻滞剂	噻嗪类利尿剂+保钾利尿剂	
ACEI/ARB/ARNI+β受体阻滞剂		

4.个体化用药

个体化用药在高血压管理中具有重要意义，其核心在于根据每位患者的具体情况制定最适合的治疗方案，以实现最佳的治疗效果，减少副作用，提高依从性。

（1）精准控制血压，提高治疗效果

通过个体化用药，可以根据患者的具体情况（如年龄、性别、合并症等）选择最适合的降压药物和剂量，从而实现更加精准的血压控制。研究表明，个体化治疗比标准化治疗能更有效地控制血压，减少高血压并发症的发生。

（2）安全性更高，减少副作用

每位患者对药物的反应不同，个体化用药可以根据患者的药物代谢特征和耐受性，选择副作用较少的药物和剂量，减少不良反应的发生。临床观察显示，个体化用药显著降低了药物相关的副作用，提高了患者的安全性。

（3）简化用药方案，提高患者依从性

个体化用药能够简化治疗方案，减少用药次数和复杂性，提高患者的依从性，从而保证长期治疗的有效性。数据显示，个体化用药的患者依从性显著高于未进行个体化调整的患者。

（4）综合治疗效果，预防和管理合并症

对于患有多种慢性病的高血压患者，个体化用药可以综合考虑各疾病的治疗需求，选择对多种疾病均有效的药物，减少药物间的相互作用。例如，中国高血压防治最新指南建议，根据患者目前的血压水平分级，进行单药或联合用药治疗对于合并糖尿病的高血压患者，可考虑选优兼具降压作用的降糖药物，如二甲双胍、GLP-1受体激动剂及SGLT2抑制剂等。此外，需要进行药物治疗的血压正常高值患者和1级高血压患者，可考虑应用具有平肝潜阳等作用的有循证证据的中成药，以改善高血压相关症状，并辅助降压治疗。

（5）整体健康改善，提高生活质量

个体化用药不仅关注血压控制，还关注患者的整体健康状况，通过合理的药物选择和生活方式干预，提高患者的生活质量。患者报告显示，个体化治疗方案显著改善了生活质量和日常活动能力。

（二）常用的降压药物

1.血管紧张素转换酶抑制剂（ACEI）

提到ACEI这类药物，那就不得不提到人体内的一个重要的调节血压和体液平衡的系统—肾素–血管紧张素–醛固酮系统（RAAS），由以下部分组成。

肾素：是由肾脏分泌的一种酶。

血管紧张素Ⅰ：由肾素作用于血液中的血管紧张素原（一种蛋白质）转化而来，其本身并没有活性。

血管紧张素Ⅱ：由血管紧张素Ⅰ在血管紧张素转化酶（ACE）的催化下转化而来，它是一种强效的血管收缩剂，简单来讲就是能把我们的血管变窄，使血压迅速升高。与此同时，它还刺激肾上腺分泌醛固酮，醛固酮会增加肾脏对钠和水的重吸收，从而增加血容量，进一步升高血压。此外，它还促进抗利尿激素的释放，从而使肾脏保留更多的水，增加血容量和血压。

血管紧张素Ⅲ：由血管紧张素Ⅱ进一步被氨肽酶转化而来，其作用强度虽不如血管紧张素Ⅱ，但仍能激活醛固酮分泌。

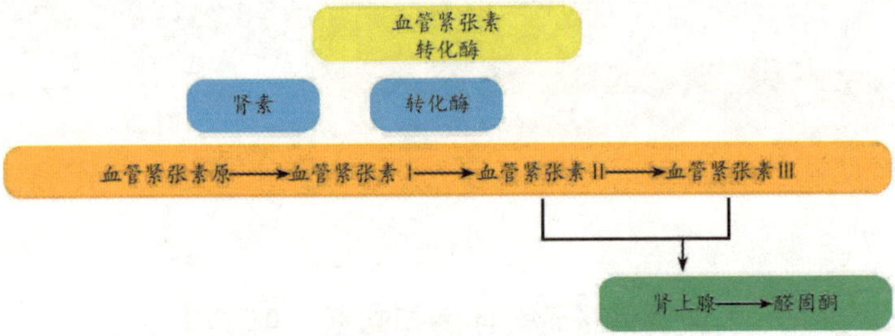

RAAS系统的激活路径

对于这个人体的重要系统你了解吗？那么接下来，我们来了解一下RAAS与高血压病有什么联系吧！首先，如果RAAS系统长期被过度激活，如在某些慢性病条件下，血管紧张素Ⅱ和醛固酮的持续高水平就会长期导致血管收缩和血容量增加，进而形成持续的高血压。因此，RAAS过度活跃被认为是许多高血压患者的病理基础，尤其是肾脏病、心力衰竭和代谢综合征的患者。

其次，血管紧张素Ⅱ不仅使血管收缩，还会引起血管和心脏结构的改变，如血管壁增厚和心脏肥大，这些变化又会进一步加重高血压。

20世纪60年代，一名巴西科学家首次从毒蛇的毒液中分离出一种能够抑制血管紧张素转化酶的多肽。基于之前的研究20世纪70年代成功合成了第一种ACEI药物，但直到80年代，第一个口服有效的ACEI药物（卡托普利）才被批准用于高血压的治疗。此后，随着研究的深入，更多的ACEI被开发并上市，包括赖诺普利、培哚普利、雷米普利等。这些药物因其长期降压效果和较少的副作用，被广泛用于高血压和心力衰竭的治疗。

（1）ACEI的降压原理

阻止血管紧张素Ⅱ生成：它能通过抑制ACE，阻止血管紧张素Ⅰ转化为血管紧张素Ⅱ，血管紧张素Ⅱ减少，血管不会收缩，血压自然就下降了。与此同时，醛固酮的分泌也会随之减少，这就意味着肾脏不会过度重吸收钠和水，血容量降低，血压又会进一步降低。

保护缓激肽：缓激肽是一种强效的血管扩张剂，能让血管放松和扩张，进一步帮助降低血压。而ACEI能够抑制缓激肽的降解。

改善心脏和血管结构：长期使用ACEI可以逆转心脏和血管的结构性改变，恢复其正常功能，这是目前被广泛推崇的重要原因之一。

稳定心率：与大多数血管扩张药不同，ACEI降低血压的同时，不会引起心率增加，这对于心脏健康至关重要。

改善胰岛素抵抗：ACEI不仅不会对糖和脂肪代谢产生不良影响，反而能改善胰岛素抵抗，预防或延缓糖尿病患者的肾脏病进展。

适用于多种患者：综合ACEI的所有机制来看，它真的是各类高血压患者的不二之选，尤其适用于伴有慢性心力衰竭、心肌梗死后心功能不全、糖尿病肾病和其他肾病的患者。

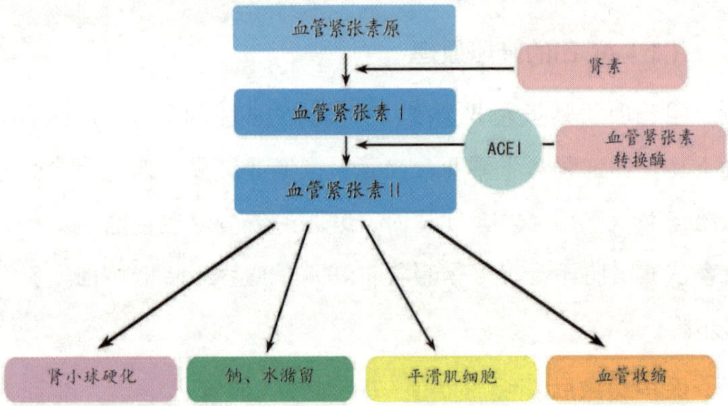

ACEI的降压机制示意图

（2）适应证

1）原发性高血压

2）慢性心力衰竭（咪达普利除外）

（3）禁忌证

1）对本药或其他ACEI过敏者禁用

2）有血管神经性水肿者禁用

3）双侧肾动脉狭窄禁用

4）ACEI可影响胚胎发育，妊娠期不主张使用

5）高钾血症者：血钾水平＞6.0mmol/L禁用，血钾水平＞5.5mmol/L慎用

6）主动脉瓣狭窄或肥厚性心肌病慎用

7）血肌酐≥265 μmol/L避免使用

8）肝功能严重损害者禁用

9）左心室流出道梗阻者禁用

10）禁止与沙库巴曲或含有阿利吉仑的药物联合使用

（4）不良反应

1）咳嗽： 常见，最突出的不良反应

2）皮疹： 常见

3）眩晕、头痛、血压过低和胃肠道功能紊乱： 常见

4）严重血管性水肿： 偶见

5）肝脏损害： 罕见

（5）药物相互作用

1）与利尿剂合用： 可增强降压效果

2）与其他抗高血压药物合用： 可增强降压效果

3）与钾补充剂或保钾利尿剂合用： 可能导致血钾升高

4）与非甾体抗炎药合用： 如与布洛芬合用，可能降低CCB的降压效果，并增加肾损伤的风险

5）与锂盐合用： ACEI可能增加血液中锂的浓度，导致锂中毒

6）与降糖药物合用：可增强胰岛素及口服降糖药在糖尿病患者中的降糖作用，增加低血糖的风险

（6）代表药物

ACEI代表药物

药品名称	半衰期	优点	缺点
卡托普利	2h	起效迅速，适用于高血压急症	药效短，需口服多次；不良反应发生率高
咪达普利	8h	可每日一次口服	药效短，仅适用于高血压患者，心衰不推荐使用
依那普利	11h	可用于预防左室功能不全患者发生心血管事件及1岁以上儿童	起效慢，药效较短；更容易引起干咳；肝肾功能异常需谨慎使用
贝那普利	11h	肝功能损伤时代谢不受影响；延缓肾病患者的进展；6岁以上儿童可用	药效较短，某些患者需要每天服用2次
福辛普利	12h	长效，每日一次；适用于肾功能不全的患者；12岁以上儿童可用	需要在体内转化，起效时间较长
雷米普利	13～17h	长效；批准的适应证最多；心脏保护效果显著，可于预防心肌梗死后的心脏事件	需要在体内转化，起效时间较长；干咳发生率较高
培哚普利	30h	药效维持最长，适用于肝肾功能不全患者；稳定性冠心病患者也能获益	需要在体内转化，起效时间较长；药效受食物影响，需在餐前给药

2.血管紧张素Ⅱ受体阻滞剂（ARB）

（1）ARB的降压原理

早期的研究主要集中在开发能够直接阻断血管紧张素Ⅱ作用的药物。直到1995年，第一个ARB药物（氯沙坦）在美国上市，才正式开启了ARB类药物的时代。ARB虽与ACEI都作用于RAAS系统，但其降压原理却有所不同。ARB是直接阻断了血管紧张素Ⅱ与其受体AT1的结合，也就是说即使体内有血管紧张素Ⅱ生成，也无法与受体结合，无法发挥让血管收缩的作用，血压因此下降。

（2）ACEI与ARB的区别

1）作用位置不同

ACEI：阻断血管紧张素Ⅱ的生成（在上游阻止血管紧张素Ⅱ生成）。

ARB：阻断血管紧张素Ⅱ与受体的结合（在下游阻止血管紧张素Ⅱ发挥作用）。

2）副作用不同

ACEI：可能引起咳嗽，因为它增加了缓激肽，这种物质在肺部积累可能引发咳嗽。

ARB：通常不会引起咳嗽，因为它不影响缓激肽的水平。

3）应用选择

ACEI：适用于需要多重保护效果的患者，如心力衰竭患者，但需要注意咳嗽的副作用。

ARB：适用于无法耐受ACEI引起咳嗽的患者，或需要稳定降压效果的患者。

（3）适应证

1）原发性高血压

2）心力衰竭

3）心肌梗死

（4）禁忌证

1）对ARB类药物过敏者禁用

2）准备妊娠、妊娠期、哺乳期妇女禁用

3）糖尿病患者禁止与阿利吉仑合用

4）严重肝肾功能不全禁用

（5）不良反应

1）头晕、疲劳

2）低血压

3）高钾血症

4）关节痛、背痛

5）腹泻

（6）药物相互作用

与ACEI相同

（7）代表药物

ARB代表药物

药品名称	半衰期	优点	缺点
氯沙坦	10h	降尿酸；减缓心衰、心梗；缓解2型糖尿病；减缓肾损伤	生物利用度较低，降压强度小；含钾，对于高钾人群不适宜
厄贝沙坦	11～15h	缓解2型糖尿病；减缓肾损伤；性价比高	降压效果较弱
坎地沙坦	9h	降压幅度大；减缓心衰、心梗	升尿酸
替米沙坦	24h	降压幅度大；可用于重度高血压患者	升尿酸；肝肾功能异常不宜使用
缬沙坦	9h	减缓心衰、心梗；缓解2型糖尿病；减缓肾损伤	生物利用度较低，降压强度小，适用于轻中度原发性高血压
奥美沙坦	13h	降压幅度大；降压效果仅次于美阿沙坦	升尿酸；生物利用度较低
阿利沙坦	10h	降压作用平稳；降尿酸；适用于糖尿病肾病、高血压肾病患者	降压效果较弱；食物会降低吸收，建议不与食物同时服用
阿齐沙坦	13h	降压作用强；缓解2型糖尿病；减缓肾损伤；食物不影响吸收	升尿酸；严重肾功能损伤患者慎用；不良反应发生率较高
美阿沙坦	35h	降压作用最强，适用于重度高血压患者；食物不影响其吸收	升尿酸；重度肝肾功能损伤患者慎用

3.直接肾素抑制剂（DRI）

（1）DRIs的降压原理

通过之前的讲述，大家应该已经了解RAAS系统与血压调节的关系了。那么肾素作为RAAS系统的起点，可通过直接抑制肾素，从源头上阻断RAAS系统的激活，避免后续的级联反应。简单来讲，如果说ACEI和ARB是在管道中间安装的阀门，用来限制水流，那么DRI则是整个管道最源头的阀门，能从根本上切断水流。然而，DRI的早期开发面临了许多挑战，包括生物利用度低、药物稳定性差以及较多副作用等问题，这些限制使得DRI难以进入临床应用。直到2007年，阿利吉仑在美国批准上市，成为首个也是唯一一个直接肾素抑制剂，被视为高血压治疗领域的重大突破。

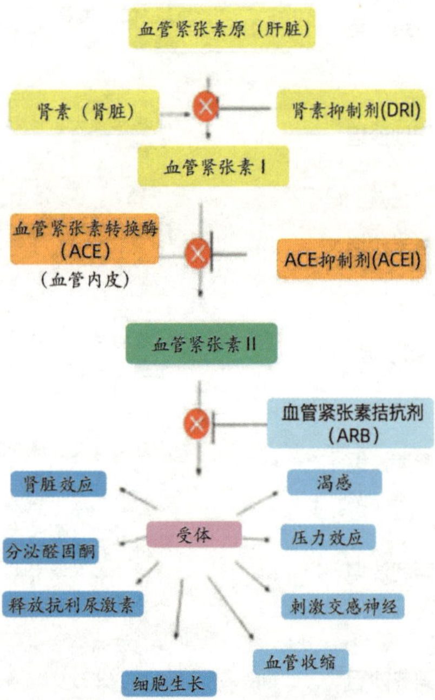

DRI、ACEI、ARB降压机制总示意图

1）DRI的独特优势：尽管ACEI和ARB在治疗高血压和心血管疾病方面取得了显著疗效，且DRI的研发难度之大，但研究人员并没有放弃肾素抑制剂的开发，原因就是DRI其独特的作用机制在临床治疗中仍具有巨大的潜在优势。

2）减少补偿性机制：当使用ACEI或ARB时，体内可能会发生补偿性反应，导致肾素水平升高，试图克服药物的抑制作用。而DRI通过直接抑制肾素，可以减少这种补偿性机制，提高降压效果的稳定性。

3）对难治性高血压的潜在益处：在某些对ACEI和ARB疗效不佳的难治性高血压患者中，DRI可能提供额外的治疗选择。

（2）适应证

1）原发性高血压

2）高血压伴糖尿病

（3）禁忌证

1）对该药物过敏者禁用

2）有血管性水肿病史禁用

3）妊娠中期和晚期（中间3个月和妊娠末3个月）及哺乳期妇女禁用

4）严重充血性心衰患者慎用

5）禁止与环孢霉素A、伊曲康唑、奎尼丁、维拉帕米等药合用

6）禁止与ACEI、ARB合用

7）2岁以下儿童禁用

（4）不良反应

1）腹泻：常见

2）高钾血症：常见

3）其他：胃肠道反应、低血压、头晕、外周水肿、皮疹、低钠血症等

（5）药物相互作用

与ACEI、ARB相同

（6）代表药物

阿利吉仑

优点：半衰期为24～40h，每天给药一次，7～8天就可达到血药稳态水平；在肝脏病病人、肾脏病病人、糖尿病病人或是老年人群中，口服阿利吉仑不用调整剂量。此外，阿利吉仑还具有肾脏保护作用、抗动脉粥样硬化作用和心脏保护作用。

缺点：相比于ACEI和ARB，阿利吉仑作为较新的药物，长期使用的临床数据相对较少，需进一步观察其长期安全性和疗效。

4.血管紧张素受体脑啡肽酶抑制剂（ARNI）

随着医学的进一步发展，研究人员发现，单纯抑制血管紧张素受体虽然能有效降低血压，但不能完全防止心力衰竭患者的症状恶化。与此同时，脑啡肽酶在分解多种有利于血管扩张和排钠利尿的肽类物质中的作用也逐渐被认识到，进而使科学家们想到利用抑制脑啡肽酶来增强利钠肽的作用。2015年沙库巴曲缬沙坦正式在美国批准上市，目前已广泛应用于心力衰竭患者的治疗，并且被纳入多项临床指南，如美国心脏协会（AHA）和欧洲心脏病学会（ESC）的指南中。

（1）ARNI的降压原理

抑制血管紧张素Ⅱ的作用：通过阻断血管紧张素Ⅱ受体AT1，减少血管紧张素Ⅱ引起的血管收缩、钠和水的重吸收，从而降低血压。

抑制脑啡肽酶：脑啡肽酶是一种酶，负责降解多种血管活性肽，包括利钠肽（如心房利钠肽和脑利钠肽）。通过抑制脑啡肽酶，可增加利钠肽的水平，这些利钠肽具有扩张血管、增加钠排泄和减少血容量的作用，从而进一步降低血压。

简单来讲，ARNI同时关闭了两个开关，一个是减少血管收缩的开关，另一个是增加血管扩张的开关，从而更有效地降低血压。

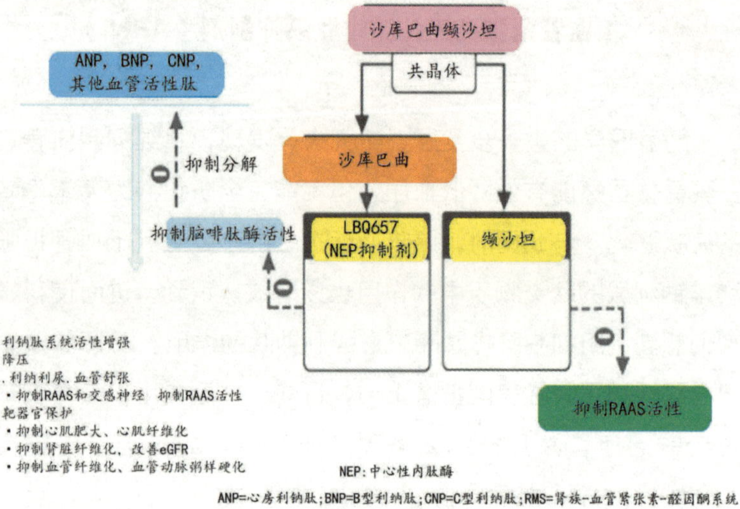

ARNI的降压机制示意图

（2）适应证

1）慢性心力衰竭：ARNI主要用于减少慢性心力衰竭患者的心血管事件和死亡风险，尤其是左心室射血分数降低的患者。

2）高血压：虽然主要用于心力衰竭的治疗，但ARNI也具有显著的降压效果，可用于高血压患者的治疗。

（3）禁忌证

见ARB类药物。

（4）不良反应

1）低血压：由于其强效的降压作用，可能导致症状性低血压。

2）高钾血症：与其他影响RAAS系统的药物类似，可能引起血钾水平升高。

3）肾功能不全：在肾功能不全的患者中使用需谨慎，可能导致肾功能进一步恶化。

4）咳嗽和头晕：常见的不良反应包括咳嗽和头晕。

5）血管性水肿：少数患者可能发生血管性水肿，需要立即停药和治疗。

（5）药物相互作用

与ARB类药物相同。

（6）代表药物

沙库巴曲缬沙坦

优点：沙库巴曲缬沙坦被推荐用于左心室射血分数降低的心力衰竭患者，并且在其他心血管高风险患者中也显示出了潜在的益处。相比于传统的ACEI药类物，它不仅显著降低了心力衰竭患者的心血管死亡率和住院率，还能改善心力衰竭患者的生活质量，减少症状恶化和急性发作。

缺点：长期使用沙库巴曲缬沙坦可能对人体产生一些副作用，包括血管水肿、癌症、支气管炎、炎症和阿尔兹海默症，尤其对认知障碍的争议较大。总之，该药物是否真的对记忆和认知功能具有潜在影响，仍需要更长时间来研究。

5.钙通道阻滞剂（CCB）

心脏是一台强大的泵，通过有节奏地收缩和舒张，将血液输送到全身各个部位。而血压正是由心脏泵血的力量（心输出量）和血管的阻力共同决定。钙离子在细胞内起着关键作用，特别是在心肌细胞和血管平滑肌细胞中。它们通过特定的通道进入细胞，触发肌肉收缩。大家可以把心脏想象成一个泵，血管是管道，那么钙离子则是让泵和管道工作的电流了。钙通道就像电流开关，控制钙离子的流入。如果电流过强，泵会过度工作，管道压力会过大，导致血压升高和心脏的负担加重。20世纪50年代，科学家们认识到钙离子在心肌和血管平滑肌收缩中的重要作用，进而开始探索通过抑制钙通道来降低心脏和血管的收缩性，以治疗高血压和心绞痛等心血管疾病。然而，研发出的首个钙通道阻滞剂（维拉帕米）主要是用来治疗心绞痛和心律失常的。直到1974年硝苯地平的开发，才真正被用于治疗高血压。

（1）CCB的降压原理

1）阻断钙离子通道：钙离子通过L型钙通道进入心肌细胞和平滑肌细胞，参与肌肉收缩。CCBs通过阻断这些通道，减少钙离子的流入，从而减少肌肉收缩的强度和频率。

2）降低心脏负担：通过减少钙离子流入，CCBs减弱了心肌细胞的收缩力，降低了心脏的做功和氧需求。

3）扩张血管：CCBs能够松弛血管平滑肌，导致血管扩张，特别是动脉，这有助于降低血压和增加血流量。

4）简单来讲，钙通道阻滞剂就像是调节“心泵”电流的装置，减少钙离子的流入，降低泵的工作强度和管道的压力，从而保护了心脏和血管。

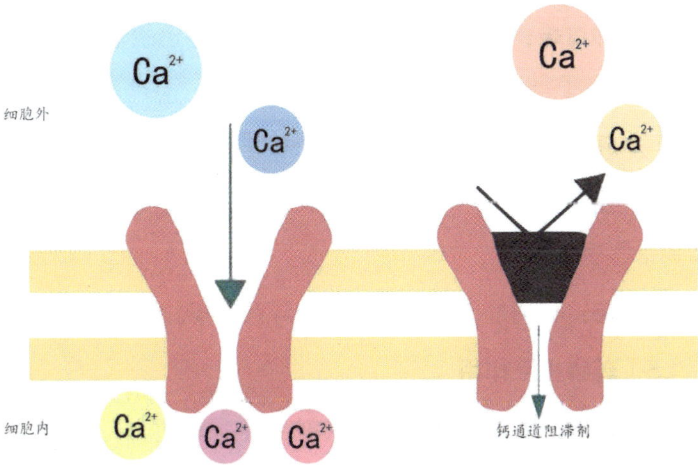

CCB的降压机制示意图

（2）适应证

1）**高血压：**CCBs有效降低血压，是高血压治疗的常用药物。

2）**心绞痛：**通过降低心脏负担和扩张冠状动脉，CCBs可以减轻心绞痛症状。

3）**心律失常：**某些CCBs（如维拉帕米和地尔硫卓）用于治疗心房颤动、心房扑动和阵发性室上性心动过速。

4）**雷诺氏病：**CCBs可以缓解雷诺氏病引起的血管痉挛。

（3）禁忌证

对氨氯地平过敏的患者禁用。

（4）不良反应

1）低血压：由于过度扩张血管，可能会导致低血压。

2）心动过缓：某些CCBs（如维拉帕米和地尔硫卓）可能减慢心率，导致心动过缓。

3）水肿：血管扩张可能引起下肢水肿。

4）头痛和头晕：由于血压降低和血管扩张，可能会出现头痛和头晕等症状。

5）便秘：特别是地尔硫卓，可能导致便秘。

（5）药物相互作用

1）与其他抗高血压药物或利尿剂合用：可增强降压效果。

2）与非甾体抗炎药合用：如与布洛芬合用，可能降低CCB的降压效果，并增加肾损伤的风险。

3）与CYP3A4抑制剂合用：如酮康唑、红霉素和葡萄柚汁，这些药物可以抑制CCB的代谢，增加其血药浓度，从而增强药物效果和不良反应，如低血压和心动过缓。

4）与抗心律失常药物合用：如胺碘酮、奎尼丁，联合使用可能增强心脏抑制作用，导致心动过缓、低血压和房室传导阻滞风险增加。

5）与降糖药物合用：可增强胰岛素及口服降糖药在糖尿病

患者中的降糖作用，增加低血糖的风险。

（6）代表药物

1）二氢吡啶类

①硝苯地平（心痛定、拜新同、得高宁、伲福达、圣通平、宜欣）

硝苯地平作为第一代CCB药物，其降压效果毋庸置疑，但不良反应发生率相对较高。不过由于其价格经济实惠，依然在广大的高血压人群中备受青睐。目前，市面上在售的硝苯地平有三种剂型，分别为普通片、缓释片和控释片。

硝苯地平不同制剂的优缺点

剂型	优点	缺点
普通片	快速起效，迅速降低血压，缓解心绞痛症状；价格低廉。	药效持续时间较短，需要一天多次服用；可能引起反射性心动过速；头痛、面部潮红和低血压的发生率较高；突然停药可能会产生“撤药综合征”。
缓释片	平稳地降低血压，减少血压波动；较普通片剂，其降低了反射性心动过速和头痛的发生率。	起效较慢，不适用于急症；药效虽有所延长，但每日仍需服用2次。
控释片	持续稳定地释放药物，药效可以持续24小时，一般每日只需服用一次；反射性心动过速和头痛等不良反应的发生率更低。	起效时间较长，价格高于普通片和缓释片。

②尼莫地平（尼膜同、尼莫同、尼达尔、尼立苏）

尼莫地平虽具有降压作用，但它的主要应用和临床价值在于治疗脑血管相关疾病，特别是蛛网膜下腔出血后的脑血管痉挛和急性脑血管病恢复期的血液循环改善。

优点：对脑血管有更高的选择性，主要作用于脑血管，扩张脑血管，增加脑血流量，从而在治疗脑血管疾病方面具有优势。

缺点：尽管尼莫地平能够扩张外周血管，降低外周阻力和血压，但降压作用较弱，心内科应用较少。

③尼群地平（洛普思）

优点：起效迅速，1～2小时达峰，这在急性高血压事件中尤为重要；对冠状动脉和外周血管均有较强的选择性扩张作用；可用于脑血管病的治疗，特别是在急性脑血管事件中，有助于降低血压并改善脑血流；可以通过静脉给药，在需要快速控制血压的情况下（如术中或术后高血压），提供快速而有效的治疗。

缺点：有明显的首过效应，即口服药效降低。药效仅能持续6～8小时，通常需要一天多次服用；由于其降压迅速，可能导致显著的低血压和反射性心动过速，增加心脏负担，特别是在高剂量或静脉注射时。

④非洛地平（波依定）

非洛地平只有一种缓释剂型，具有高度血管选择性和抗动脉粥样硬化的特点。

优点：降压效果持续时间较长，每日服用一次即可；对血管平滑肌的选择性较高，主要作用于外周血管，心脏负担较小。

缺点：起效较缓慢，适合长期控制而非急性降压；可能导致下肢水肿、头痛和面部潮红等不良反应。

⑤氨氯地平（络活喜、安内真、弘明远、压氏达、兰迪、施慧达、玄宁）

氨氯地平是第二代CCB药物的代表，具有更长的半衰期，药效维持更久。目前，市面上有两种制剂，一种为左旋氨氯地平，另一种为氨氯地平。

优点：终末消除半衰期长达35～50小时，降压效果持续时间长，每日服用一次；能够更平稳地降低血压，减少血压波动，降低心血管事件风险；多数患者对氨氯地平耐受性较好，不良反应较少。

缺点：起效较慢，最大降压效应出现在用药后4周；下肢水肿较为常见。

两种氨氯地平的区别

特性	氨氯地平	左旋氨氯地平
化学结构	消旋体（左旋+右旋异构体）	纯左旋异构体
效果	抗心绞痛效果更强	降压效果更强
剂量	5mg/片	2.5mg/片
副作用	下肢水肿发生率高	下肢水肿发生率低

⑥贝尼地平（可力洛）

与氨氯地平同作为CCB第二代药物，贝尼地平在降压机制上进行了革新。

优点：贝尼地平不仅阻断L型钙通道，还阻断T型钙通道，它就像是一把双重锁，可以同时锁住两个不同的钙通道，使血管更松弛，从而提供更强效的降压作用和心绞痛缓解；它引起的水肿和头痛发生率较低；同时具有保护心脏和肾脏的作用，适用于伴有心肾疾病的高血压患者。

缺点：价格较高；临床使用经验相对较少，需更多长期研究支持。

⑦拉西地平（司乐平、乐息平、息洛新）

拉西地平作为第三代CCB，凭借其高选择性、长效性、抗氧化作用、较少的不良反应和多重适应证，在高血压治疗中展现出显著优势。

优点：拉西地平高选择性地阻断L型钙通道，这种高选择性有助于减少对心脏的直接影响，降低心率和心脏负担；降压效果较持久，不仅对轻中度高血压有效，对于复杂性高血压（如伴随糖尿病或肾病的高血压）也表现出良好的疗效；具有抗氧化作用，能够减少动脉粥样硬化的发生和进展；不良反应发生率更小，患者耐受性更好。

缺点：拉西地平与其他药物（如其他降压药物、CYP3A4抑制剂和诱导剂）产生相互作用，需谨慎使用。不能与葡萄柚同服，否则会改变生物利用度。

2）非二氢吡啶类

①维拉帕米（异搏定）

优点：相比于其他钙通道阻滞剂，维拉帕米在心律失常治疗中表现出色，特别是控制心房颤动和房室传导时间；还能有效减慢心率，减少心肌耗氧量，适用于心绞痛患者。

缺点：常见的不良反应包括便秘、疲劳和低血压，可能影响患者的生活质量；由于其强效的减慢心率作用，可能导致心动过缓和房室传导阻滞，需监测心脏功能；与其他药物（如β受体阻滞剂、地高辛）合用具有相互作用，需要谨慎使用。

②地尔硫卓（合心爽、合贝爽）

优点：作为非二氢吡啶类CCB，其降压机制与二氢吡啶类一致，但对外周血管的选择性不如二氢吡啶类，不会引起反射性交感神经激活；能扩张冠状动脉增加其血流量，预防和解除冠脉痉挛；还能够保护血管内皮细胞，抗动脉硬化，抑制血管平滑肌细胞增生；具有负性肌力和负性频率作用，能够减弱心肌收缩力，改善心室充盈，缓解心肌缺血及减轻左室肥厚；还可以保护肾脏。

缺点：同维拉帕米。

6. β受体阻滞剂

人们在日常生活中经常会遇到应激事件，而交感神经系统则是我们身体的应激反应系统，当你处于压力或紧张状态时，它会被激活。有没有发现，当你遇到危险时，会心慌、出汗、血压升高？这是因为交感神经系统被激活时，它会释放一种叫作肾上腺素的化学物质。肾上腺素会与心脏和血管上的β受体结合，从而增加心率和血压，使腺体分泌增多，为的是让你准备好应对挑战。

那么β受体又是什么呢？β受体分布在心脏、血管、肺和其他器官中，主要有两种类型，分别是β1受体和β2受体。β1受体主要位于心脏，激活时会增加心率和心肌收缩力；β2受体主要位于血管和平滑肌，激活时会导致血管扩张和平滑肌放松。

（1）β受体阻滞剂的降压原理

阻断β受体： β受体阻滞剂通过阻断肾上腺素与β受体的结合，减慢心率，降低心肌收缩力，减少心脏耗氧量，最终达到降低血压和心脏负担的效果。

作用于不同的β受体： 一些β受体阻滞剂主要作用于β1受体（如美托洛尔），而另一些则作用于β1和β2受体（如普萘洛尔）。

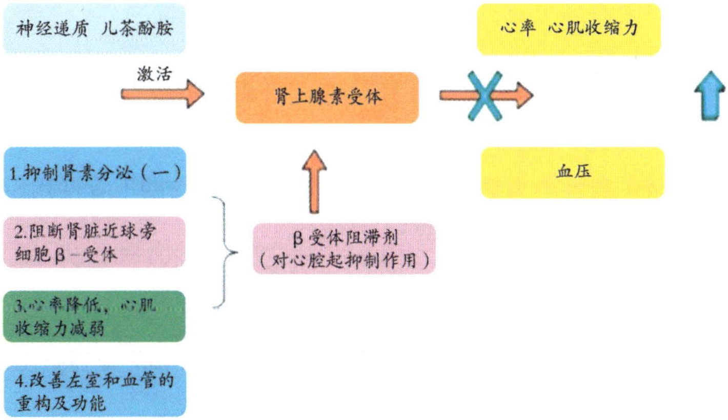

β受休阻滞剂的降压机制示意图

（2）适应证

1）高血压：用于治疗各种类型的高血压，通常与其他降压药物联合使用。

2）心绞痛：用于缓解慢性稳定性心绞痛，减轻心脏疼痛和不适。

3）心律失常：用于治疗心房颤动、心房扑动和室上性心动过速，控制心率和恢复正常心律。

4）心力衰竭：用于慢性心力衰竭的长期管理，改善心功能和预后。

5）心肌梗死后：用于预防心肌梗死后的二次事件，减少心脏负担和心肌损伤。

（3）禁忌证

1）严重的支气管哮喘或慢性阻塞性肺病（COPD）： 由于β受体阻滞剂可能引起支气管痉挛，故应避免使用。

2）心动过缓： 心率过低（如窦性心动过缓）患者不宜使用。

3）房室传导阻滞： 有房室传导阻滞的患者应避免使用。

4）急性心力衰竭： 在急性心力衰竭发作期不宜使用β受体阻滞剂。

（4）不良反应

1）可减慢心率，甚至造成严重心动过缓和房室传导阻滞，主要见于窦房结和房室结功能受损患者。

2）可增加气道阻力，诱发或加重支气管哮喘的急性发作。

3）可产生疲劳、头痛、睡眠紊乱、失眠、多梦和压抑等，特别是脂溶性高的β受体阻滞剂，易通过血脑屏障引起不良反应。

4）撤药综合征： 长期治疗后突然停药可发生高血压、心律失常、心绞痛恶化。

（5）药物相互作用

1）与其他降压药物合用： 增强降压作用。

2）与地尔硫卓、维拉帕米合用： 可能会显著增强心脏抑制作用，导致心动过缓、低血压和心力衰竭的风险增加。

3）与抗心律失常药物合用： 如胺碘酮、奎尼丁，联合使用可能增强负性肌力作用和负性传导作用，导致心动过缓、房室传导阻滞和低血压。

4）与非甾体抗炎药合用：如布洛芬，可能减弱降压效果。

5）与拟交感神经药物合用：如肾上腺素、去甲肾上腺素，可能减弱β受体阻滞剂的作用。

6）与降糖药物合用：可能掩盖低血糖症状（如心动过速），增加严重低血糖的风险。

7）与精神药物合用：可能增加β受体阻滞剂的不良反应，如心动过缓和低血压。

（6）代表药物

1）普萘洛尔（心得安）

优点：对β1和β2受体均有阻滞作用，适用于多种适应证，包括高血压、心绞痛、心律失常、偏头痛预防、焦虑症和甲状腺功能亢进。

缺点：药效短，每日需服用3～4次；可能引起支气管收缩，不适合哮喘患者；可能导致疲劳、抑郁、冷感和失眠。

2）美托洛尔（倍他乐克）

优点：选择性阻断β1受体，减少对支气管和外周血管的影响；能有效减少心肌梗死后心血管事件的发生率。

缺点：脂溶性高，可能通过血脑屏障，导致中枢神经系统不良反应如抑郁和梦魇。

3）比索洛尔

优点：高度选择性阻断β1受体，心脏选择性更强，减少了支气管和外周血管的不良反应；在心力衰竭治疗中显示良好的长期使用安全性和耐受性；半衰期长，通常每日一次即可维持稳定血药浓度。

缺点：可能导致低血压和心动过缓，需要监测和调整剂量。

4）阿替洛尔

优点：选择性阻断β1受体，减少对支气管和外周血管的影响；水溶性高，通过血脑屏障的能力低，减少中枢神经系统不良反应；半衰期较长，通常每日一次即可维持稳定血药浓度。

缺点：肾功能不全患者慎用：主要通过肾脏排泄，肾功能不全患者需调整剂量。

5）拉贝洛尔

优点：同时阻断α1和β受体，导致更全面的降压效果；安全性高，适用于妊娠高血压。起效快，适用于急性高血压危象的快速降压。

缺点：可能导致头晕、乏力、体位性低血压和胃肠不适；长期使用可能导致肝功能损害，需监测肝功能；可能引起支气管收缩，哮喘患者慎用。

6）阿罗洛尔

优点：内在拟交感活性，具有部分β受体激动作用，减少了完全阻断带来的不良反应；选择性阻断β1受体，减少对支气管和外周血管的影响；在治疗心律失常方面效果良好。

缺点：可能导致低血压和心动过缓，需要监测和调整剂量；可能引起疲劳、头痛和胃肠不适；相对于其他β受体阻滞剂，价格较高。

7）卡维地洛

优点：同时阻断α1和β受体，导致更全面的降压效果；具有抗氧化和抗增殖作用，有助于改善心功能；在治疗心力衰竭中显示出色的疗效，改善预后。

缺点：可能导致头晕、乏力、体位性低血压和胃肠不适；肝毒性：长期使用可能导致肝功能损害，需监测肝功能。

不同药物适应证之间的区别

适应证	普萘洛尔	美托洛尔	比索洛尔	阿替洛尔	拉贝洛尔	阿罗洛尔	卡维地洛
高血压	√	√	√	√	√	√	√
心绞痛	√	√	√	√		√	
心肌梗死	√	√		√			
心力衰竭		√	√				√
心律失常		√		√		√	
肥厚性心肌病	√	√					
主动脉夹层		√					
心脏神经官能症		√					
甲状腺功能亢进	√	√		√			
嗜铬细胞瘤	√			√			
原发性震颤						√	

7.利尿剂

除了RASS系统和心血管系统，肾脏在血压的调节中也起到了重要作用。肾脏的主要功能是过滤血液，去除废物和多余的水分，形成尿液。这一过程有助于维持体内的水电解质平衡。钠是主要的体液电解质之一，影响体内的水分分布，而钾离子也在调节血压和心脏功能中扮演关键角色，低钾或高钾水平都会影响心脏的正常工作。肾脏正是通过调节体内的液体量和电解质平衡来控制血压的，当体内液体量过多时，血压就会升高。

（1）利尿剂的降压原理

增加钠和水的排泄：利尿剂通过抑制肾小管对钠的重吸收，增加尿液排泄量，减少血容量，从而降低血压。

降低外周血管阻力：长时间使用利尿剂可导致血管壁钠离子浓度降低，血管平滑肌松弛，降低外周血管阻力，进一步降低血压。

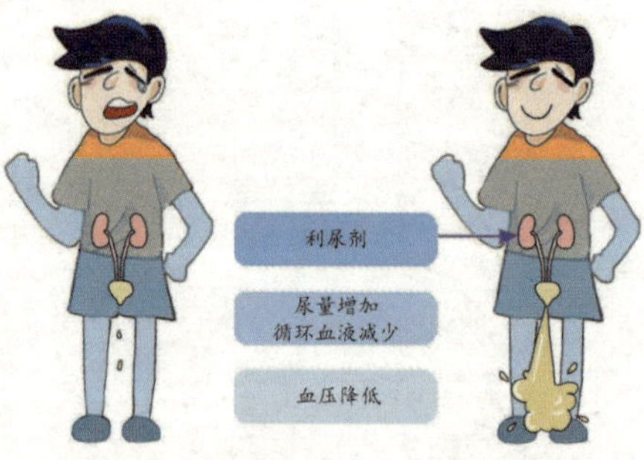

利尿剂的降压机制示意图

（2）适应证

1）**高血压**：单独使用或与其他抗高血压药物联合使用，用于控制高血压。

2）**水肿**：用于治疗由心力衰竭、肾脏疾病或肝硬化引起的水肿。

3）**心力衰竭**：减轻心力衰竭引起的体液潴留。

4）**肾病综合征**：减少肾病综合征引起的水肿和高血压。

5）**高钙血症**：某些利尿剂（如噻嗪类）可用于治疗高钙血症。

（3）禁忌证

1）**低钾血症**：因为利尿剂可能进一步降低血钾水平，禁用于严重低钾血症患者。

2）**严重肾功能不全**：某些利尿剂（如噻嗪类）在严重肾功能不全时效果差。

3）**过敏**：对利尿剂或其成分过敏的患者禁用。

4）**肝性脑病**：由于利尿剂可能加重肝性脑病的症状，应避免使用。

（4）不良反应

1）**电解质失衡**：可能导致低钾血症、低钠血症、高钙血症或低镁血症。

2）脱水： 过量使用可能导致脱水，表现为口渴、干燥、乏力等症状。

3）高尿酸血症： 某些利尿剂（如噻嗪类）可能引起高尿酸血症，导致痛风发作。

4）肾功能损害： 长期使用可能导致肾功能损害，需定期监测。

5）胃肠道反应： 包括恶心、呕吐和腹痛。

6）过敏反应： 如皮疹、瘙痒等。

（5）药物相互作用

1）与其他降压药物合用： 可能增强降压效果，需监测以防止低血压。

2）与非甾体抗炎药合用： 如布洛芬，可能减弱利尿剂的效果，并增加肾损伤的风险。

3）与锂盐合用： 利尿剂可能增加血液中锂的浓度，导致锂中毒。

4）与洋地黄类药物合用： 低钾血症可能增加洋地黄类药物的毒性风险。

5）与降糖药合用： 可能降低降糖药的效果，导致血糖控制不佳。

（6）代表药物

1）袢利尿剂

袢利尿剂主要通过抑制肾髓袢升支粗段的Na+/K+/2Cl−共转运体，增加钠和水的排泄，从而降低血压和减轻水肿。主要有以下几种药物。

①呋塞米（速尿）

优点：奇效快速，尤其是注射给药时，几分钟内即可起效；强效利尿作用，适用于急性肺水肿和严重水肿；应用广泛，适用于心力衰竭、肾病综合征和肝硬化引起的水肿。

缺点：可能引起低钾血症、低钠血症和低钙血症；大剂量或快速注射时可能引起耳鸣或听力丧失；长期使用可能引起代谢性碱中毒。

②托拉塞米

优点：半衰期更长，口服后的生物利用度更高，作用时间较长；相对于呋塞米，电解质失衡风险较小；对原发性高血压患者有效。

缺点：可能导致低血压、头痛和胃肠不适。

③布美他尼

优点：相对于呋塞米，具有更高的生物利用度和更强的利尿作用；在肾功能不全患者中仍然有效。

缺点：可能引起严重的低钾血症和低钠血症；与呋塞米相似，可能引起耳鸣或听力丧失。

2）噻嗪类利尿剂

噻嗪类利尿剂通过抑制远曲小管的Na^+/Cl^-共转运体，增加钠和水的排泄，适用于高血压和轻度水肿的治疗。主要有以下两种药物。

①氢氯噻嗪（双克）

优点：作为一线降压药，较为常用，效果显著；与袢利尿剂相比，电解质失衡风险较小。

缺点：长期使用可能导致低钾血症；还可能引起高尿酸血症，导致痛风发作。

②吲达帕胺

优点：改善胰岛素抵抗，对糖尿病患者有较好的耐受性；相比氢氯噻嗪，降压效果更强。

缺点：可能导致低钾血症、低钠血症和头痛；相对于氢氯噻嗪，价格较高。

③美托拉宗

优点：美托拉宗不仅在远端肾小管发挥作用，还能在近端肾小管发挥作用，使其利尿作用更强；其在肾功能不全的患者中仍能发挥显著作用，而许多其他噻嗪类利尿剂在肾功能受损时效果有限，甚至可能有害。

3）醛固酮受体拮抗剂

①螺内酯（安体舒通）

优点：具有抗醛固酮作用，对醛固酮升高的患者（如心力衰竭、肝硬化）效果显著；有保钾作用，减少低钾血症的风险。

缺点：长期使用可能导致男性乳房发育和女性月经失调；可能导致高钾血症，特别是在肾功能不全患者中。

4）保钾利尿剂

保钾利尿剂通过抑制集尿管和远曲小管的Na^+/K^+交换，减少钠的重吸收和钾的排泄。主要有以下两种药物。

①阿米洛利

优点：与其他利尿剂（如噻嗪类和袢利尿剂）联合使用，可以防止因钾排泄增加而导致的低钾血症；适合需要长期利尿治疗的患者，尤其是那些容易出现低钾血症的人；与噻嗪类利尿剂（如氢氯噻嗪）联合使用，可以增强降压效果并减少单一药物的剂量需求及单一药物的副作用。

缺点：阿米洛利可能导致血钾水平升高，特别是在肾功能不全或使用其他保钾药物的患者中；可出现恶心、呕吐和腹痛等胃肠道症状；尽管保钾，但可能影响其他电解质的平衡，如钠和镁。

②氨苯蝶啶

不同利尿剂的效果对比

药 品	利尿效果	降压效果
呋塞米	非常强（第三）	强
托拉塞米	非常强（其次）	强
布美他尼	非常强（最强）	强
氢氯噻嗪	适中	适中
吲达帕胺	适中	较强
美托拉宗	强	适中
螺内酯	较弱	适中
阿米洛利	较弱	较弱
氨苯蝶啶	较弱	较弱

虽然大部分利尿剂都会对血压产生不同程度的影响，但临床上主要以噻嗪类利尿剂作为一线降压药物。

目前，除了以上七种临床常用的一线降压药物外，还有部分药物作为临床降压的二线药物，包括α受体阻滞剂，如乌拉地尔、多沙唑嗪、特拉唑嗪；中枢降压药物，如可乐定、利血平；直接血管扩张剂，如肼屈嗪等。尽管它们也可以有效降低血压，但是这些药物不良反应较多，影响患者的依从性和生活质量；某些药物（如可乐定）在停药时可能引起严重反弹高血压，长期使用也可能导致耐药性；还有一些药物（如多沙唑嗪）可能增加心血管事件的风险。因此，它们在长期高血压管理中不被推荐。

第四章 高血压个体化用药方案

一、特殊类型高血压

（一）老年高血压

对于老年高血压，不同高血压指南提出的启动降压的时机也有所不同。我国和欧洲指南提出，年龄≥65岁的老年患者当血压≥140/90mmHg时开始启动降压治疗；对于≥80岁高血压患者，欧洲指南以血压≥160/90mmHg为降压治疗起始值，而我国指南则建议当收缩压≥150mmHg时开始分阶段降压治疗。此外，老年人在认知功能、身体表现、自主功能和预期寿命方面具有非常明显的群体差异，尤其可能存在多种合并症和虚弱表现。那么这就意味着应该针对个体人群的不同治疗目标来制定不同的治疗方案。

1.单纯收缩期高血压

进入老年期后，血管中层出现退化，弹力层脆性增大，胶原组织增生，内皮功能出现障碍，血管弹性下降，高血压又会使血管壁增厚和胶原组织沉积速度加快。因此，老年人血管缓冲能力下降，则会令收缩压升高，舒张压下降，进而出现脉压增大的现象。如果出现收缩压≥140mmHg，舒张压<90mmHg，则诊断为单纯收缩期高血压。

（1）单药治疗

首选：长效二氢吡啶类钙离子通道阻滞剂（CCB），如氨氯地平等。

次选：当患者对CCB不耐受时，可选用噻嗪类利尿剂，如吲达帕胺。

（2）联合治疗

1）噻嗪类利尿剂联合ACEI：吲达帕胺1.5mg+培哚普利2～4mg。

2）噻嗪类利尿剂联合ARB：奥美沙坦氢氯噻嗪（40mg/12.5～25mg）；厄贝沙坦氢氯噻嗪（150mg/12.5mg）；缬沙坦氢氯噻嗪（80mg/12.5mg）。

3）CCB联合ARB：氨氯地平5～10mg+缬沙坦80～160mg。

4）CCB联合硝酸酯类：氨氯地平＋硝酸异山梨酯。

5）CCB联合ARB与噻嗪类利尿剂：奥美沙坦40mg+氨氯地平10mg＋氢氯噻嗪25mg。

6）阿利吉仑联合噻嗪类利尿剂：阿利吉仑300mg+氢氯噻嗪25mg。

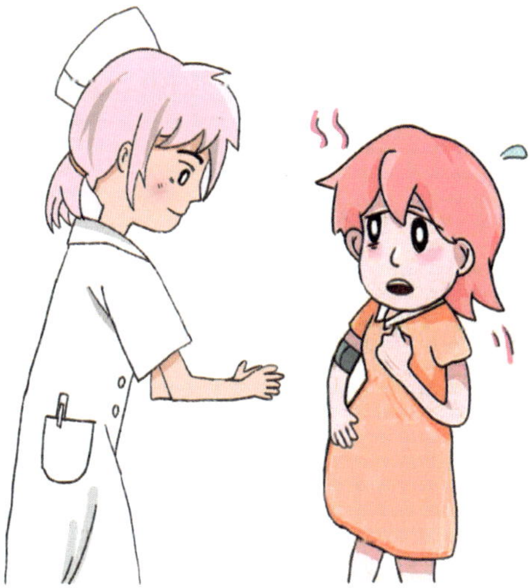

单纯收缩期高血压

2.卧位高血压伴直立性低血压

卧位高血压伴直立性低血压是老年高血压群体中的常见临床类型，对个体而言往往又被归类于老年高血压中的特殊类型，二者共存造成了临床治疗上的矛盾。对伴有直立性低血压的老年患者，不应单纯追求降低血压，而是要兼顾防止低血压所致的器官灌注不足及高血压引起的靶器官损害，以及降低其并发症及死亡率。用药方面应重视动脉弹性的改善，维持血压稳定性，以保证患者生活质量及生活自理能力。

（1）非药物治疗

首先应采取非药物治疗：

1）去除导致低血压的病因，如血容量不足可增加饮水量。

2）避免一切可能引起低血压的因素，如快速起床、洗热水澡、憋尿、抬重物、饱餐和酗酒。

3）适当体育锻炼，使用弹力袜。

4）**建议：**醒后起床时，先在床上平躺一会儿，四肢适当做一些活动，如翻身、抬腿、伸展上臂等，然后再缓慢起身。可尝试双腿交叉站立、阶段性直立，改变体位时保持头低位，出现症状时尽快蹲、坐或躺下，这些措施均有助于维持血压及脑的灌注。进餐时饮1～2杯咖啡，亦可能避免餐后出现直立性低血压的情况。

（2）药物治疗

1）**降压药物的选择：**推荐睡前应用小剂量、短效降压药，如卡托普利25mg或氯沙坦50mg或硝苯地平10mg。

2）**升压药物的选择：**米多君、屈西多巴、氢化可的松、溴比斯的明、托莫西汀等可用来治疗直立性低血压。然而，多数药物的不良反应较大，应谨慎使用。

3）避免使用的药物：利尿剂、β受体阻滞剂、α受体阻滞剂、三环类抗抑郁药等易引起直立性低血压，所以此类患者应避免使用。

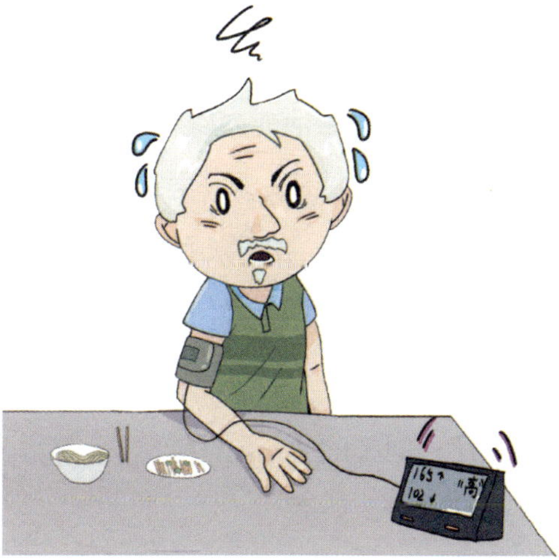

警惕餐后出现直立性低血压

3.合并衰弱

老年高血压患者对降压治疗的耐受性基本上取决于生理年龄，而衰弱又是一种与生理年龄密切相关的生理功能下降的状态。因此，在为老年高血压患者制定治疗计划时应考虑到其是否合并衰弱。目前常用的衰弱评估方法包括Fried衰弱表、衰弱指数、 FRAIL问卷及单项身体指标，如步速、握力等。

（1）治疗原则

1）降压适度：我国指南建议衰弱的老年高血压患者应在血压≥160/90mmHg时启动降压治疗，降压目标＜150/90mmHg，且收缩压不应＜130mmHg。

2）重视弱程度：高龄患者有必要对其进行衰弱评估，以更好地了解其虚弱程度、自理生活能力以及对治疗的耐受性。

3）重视干预生活方式：生活方式干预是高血压治疗的重要部分，健康饮食、规律运动、戒烟限酒、控制体质量、改善睡眠和保持良好情绪状态等均有助于血压管理。

（2）治疗方案

1）非药物治疗：健康的生活方式加上适当的运动，如有氧运动、阻抗训练等，以增强肌肉力量，改善生活质量。

2）药物治疗：建议衰弱老年高血压患者的起始治疗应从小剂量的单药开始，并密切监测患者的用药反应。此外，应尽量减少降压药物种类，一般不应超过两种。

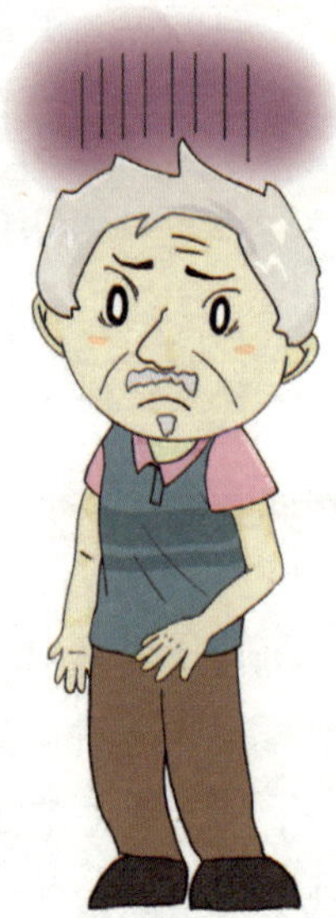

衰弱症

4.合并认知障碍

有研究表明，高血压患者发生痴呆症和轻度认知障碍的风险分别是血压正常人群的1.86和1.62倍。因此，高血压不但是公认的可逆性心血管的危险因素，也是导致认知障碍的可逆且重要的危险因素。然而，有人认为血压过高或降压过度均会引起脑血流灌注不足，导致大脑认知功能的损害，因此要想改善认知功能以及降低高血压患者发生痴呆症或认知障碍风险，其降压目标值设置在什么范围仍具有一定的争议性。

（1）降压目标

中国健康寿命调查发现，血压在141mmHg/85mmHg、脉压为62mmHg和平均动脉压在103mmHg时，认知障碍风险最小。韩国的研究显示，年龄＜70岁的高血压患者，收缩压控制在120～139mmHg之间，可以降低患痴呆症的风险。

（2）降压药物的选择

1）简化药物种类：由于认知功能障碍患者的药物依从性较差，所以应尽量使用长效且单一的降压药物，以减少用药频次，从而增加患者的依从性。

2）选择对认知影响小的药物：如ARB类药物。

（3）认知障碍药物

血管性痴呆的患者可以使用胆碱酯酶抑制剂（如加兰他敏、多奈哌齐、利伐他明等）、N-甲基D-天冬氨酸受体拮抗剂（如美金刚）来减轻其临床症状。不过，在使用胆碱酯酶抑制剂时，可能会发生窦房结和房室结迷走神经样作用，导致患者心动过缓或传导阻滞等不良反应，因此要格外注意。

（4）非药物治疗

近年来，认知训练逐渐受到广泛关注，即通过不同认知域和认知加工过程的训练来提升认知功能。它能针对记忆、注意和执行加工过程等一个或多个认知域开展训练，可以采用笔式或计算机化的训练形式。

（5）定期监测

定期监测血压和认知功能变化，平稳控制血压，可以减少或预防这种认知功能的加速衰退。

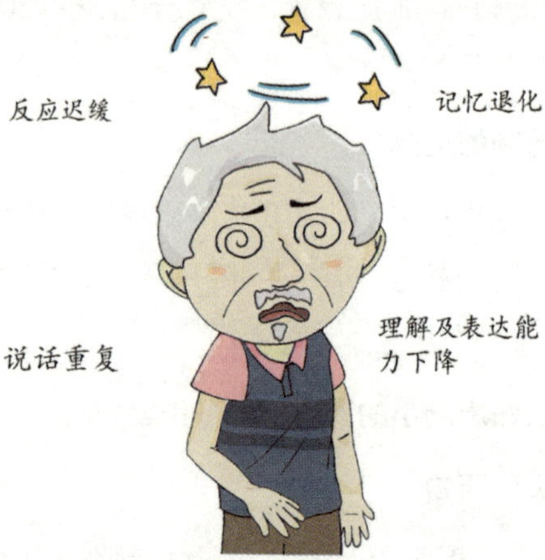
反应迟缓
记忆退化
说话重复
理解及表达能力下降
认知功能障碍

5.合并睡眠障碍

老年人群机体生理机能的下降和高血压病程长，睡眠障碍发生率较普通人群显著增加。其主要表现为入睡困难、睡眠时间不足、多梦易醒。长此以往，可导致血压昼夜节律改变，不利于其血压控制，进而影响老年高血压患者的生存质量。导致老年高血压患者合并睡眠障碍的因素有很多，除了生理、心理、行为等因素外，在应用某些降压药物时也会带来不良反应，影响患者的正常休息及睡眠，如利血平、可乐定、卡托普利等。甚至使用利尿剂的患者也会因为夜尿频率增加而影响睡眠。

（1）降压药物的选择

1）应选择不影响睡眠的降压药物，如钙通道阻滞剂或长效ACEI类药物。

2）尽量避免应用β受体阻滞剂、利血平、可乐定、卡托普利等降压药物。

（2）镇静药物的选择

1）**苯二氮卓类：**包括艾司唑仑、氟西泮、夸西泮等，临床较为常用，可降低睡眠潜伏期，改善睡眠。然而，长期服用此类药物，会影响降压药物的疗效，且还需要根据患者睡眠状况和肝肾功能调整治疗方案，因此比较适合小剂量间断应用。

2）**非苯二氮类：**包括唑吡坦、扎来普隆、右佐匹克隆等，其不良反应相对少，无抗惊厥作用，可抑制兴奋中枢，从而提高睡眠质量。尤其是唑吡坦，针对入睡困难的老年患者易耐受，且不改变睡眠结构。

3）三环类抗抑郁药：睡眠障碍患者多合并负性情绪，对于老年患者而言，小剂量的多塞平是治疗失眠的推荐药物之一。此外，小剂量米氮平单独或联合度洛西汀使用也能有效改善患者睡眠质量，且总体耐受性较好。

（3）其他改善睡眠药物

1）中成药：不少中成药不但具有稳定降压作用，而且有很好的助眠效果，如百乐眠、乌灵胶囊、养血清脑颗粒、复方龙葵胶囊、松龄血脉康胶囊、舒肝解郁胶囊、清肝降压胶囊、杞菊地黄丸等。这些药物与降压药物联合使用既能提高降压西药的疗效，也能很好改善患者的睡眠障碍。

2）自主神经调节药：谷维素能够调节自主神经紊乱，对改善睡眠也有一定的效果。

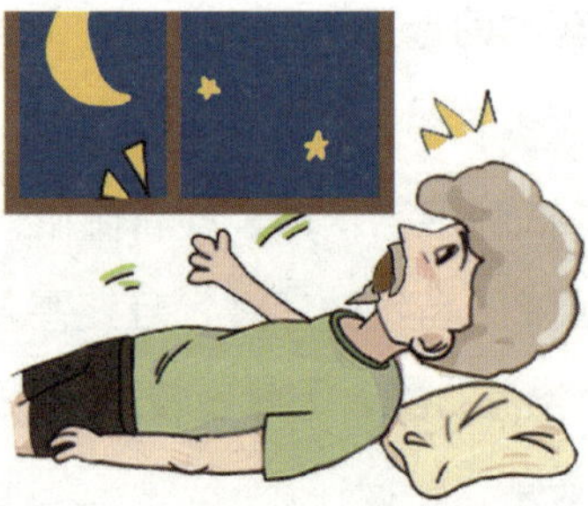

老年人睡眠障碍

（二）儿童青少年原发性高血压

患有高血压的儿童青少年中，95%以上为原发性高血压。据调查，他们当中常伴有一些共发因素，如肥胖、高血糖、高血脂、高尿酸等，这些因素均与原发性高血压的发病密切相关。

1.非药物治疗

高血压前期或高血压1级的儿童青少年患者应首选非药物治疗。

（1）改善饮食

患儿的饮食应低糖、低盐、低脂，多吃蛋白质和钾元素食物来改善饮食结构，从而达到减重效果。

（2）增强运动

推荐每周进行至少3～5天的中度到剧烈的体育运动，每次30～60分钟。但高血压2级的儿童及青少年应暂时禁止参加高强度运动。

2.药物治疗

对于非药物治疗降压疗效不理想的患者或高血压2级以上的患者均应尽早开始药物治疗。然而，目前儿童及青少年高血压获批的降压药物品种有限，需谨慎选择。

（1）ACEI或ARB

作为儿童青少年高血压初始降压药物的首选，尤其是对伴有慢性肾脏病和蛋白尿的儿童青少年强烈推荐。目前国内获批能应用于儿童青少年的ACEI类药物仅有卡托普利一种。

（2）CCB

对于有ACEI/ARB使用禁忌证的患者，可考虑使用CCB，其中氨氯地平最为常用。

（3）β受体阻滞剂

不作为一线用药，国内获批应用的药物包括普萘洛尔和阿替洛尔，其中普萘洛尔应用最广泛。不过在应用β受体阻滞剂时，应避免在支气管痉挛、哮喘患者中使用。

（4）利尿剂

不作为儿童及青少年降压的一线用药，多作为降低容量负荷或联合其他降压药物使用。

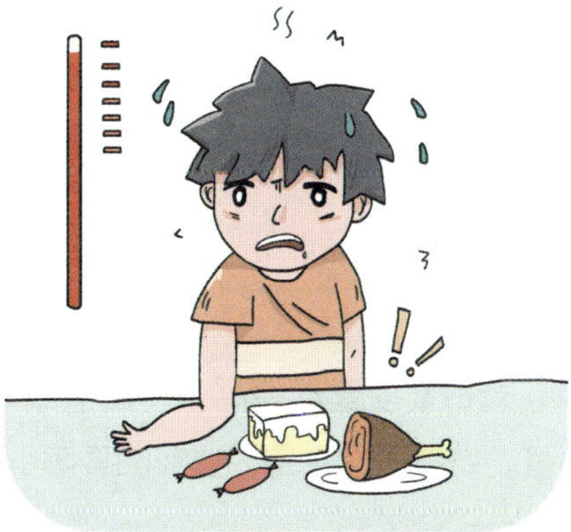

儿童青少年高血压的防治重点

（三）妊娠期高血压

妊娠高血压是妊娠期间常见的并发症之一，常发于妊娠20周到产后2周，此类孕妇发生胎盘早剥、脑卒中、多器官功能衰竭和弥散性血管内凝血以及胎儿宫内发育迟缓、早产、宫内死亡风险增加，可能对母亲和胎儿造成严重影响。

治疗目标：将血压维持在安全范围内，避免过度降压，以确保胎盘血流量；防止高血压发展为子痫前期或子痫。

1.一线用药

（1）甲基多巴

对母婴安全性较高，通常从低剂量开始，逐渐增加到有效剂量。可能引起嗜睡、口干和抑郁。

（2）拉贝洛尔

起效快速，对母婴安全性较高；可口服或静脉注射，需根据病情调整剂量。可能引起头晕、疲劳和胃肠不适。

（3）硝苯地平

对母婴安全性较高，通常采用缓释片，每日一次。可能引起头痛、外周水肿和心悸。

2.二线药物

如果一线药物无法有效控制血压或出现不良反应，可以考虑使用以下二线药物：

（1）肼屈嗪

在高血压危象时效果显著；通常用于静脉注射，快速起效。可能引起反射性心动过速和水钠潴留，常需与其他药物联合使用。

（2）普萘洛尔

适用于伴有心绞痛或心力衰竭的妊娠高血压患者。可能引起心动过缓、疲劳和呼吸困难。

3.综合管理和随访

（1）定期产前检查

每次产前检查时测量血压，确保血压控制在目标范围内。定期检查尿蛋白，监测病情变化。

（2）生活方式干预

低盐、低脂饮食，多摄入水果和蔬菜；保持适度的体力活动，如散步、瑜伽等；保持心理健康，防止焦虑或压力过大。

（3）胎儿监测

定期进行超声检查，评估胎儿的生长发育情况；在妊娠晚期，定期监测胎心率，确保胎儿健康。

（四）子痫前期与子痫

1.子痫前期

子痫前期是妊娠高血压的一种严重形式，管理的主要目标是预防病情恶化和子痫的发生，确保母婴安全。

（1）轻度子痫前期

1）居家监测：病情稳定的轻度子痫前期患者可以在家中监测血压和尿蛋白，定期产前检查。

2）生活方式干预：建议卧床休息，低盐饮食，避免精神紧张。

3）药物治疗：同妊娠期高血压用药，但需定期监测病情。

（2）重度子痫前期

1）住院治疗：重度子痫前期患者需要住院观察和治疗，确保母婴安全。

2）药物选择：除甲基多巴、拉贝洛尔、硝苯地平等降压药外，还可给予抗痉挛治疗。首选硫酸镁，可通过静脉滴注或肌肉注射给药，预防子痫的发生。

3）胎儿监测：定期监测胎儿心率、超声检查评估胎儿生长发育情况。

4）分娩时机：一般建议在37周后分娩，以减少母婴并发症；如果病情严重，可能需要提前分娩。

2.子痫

子痫是妊娠期高血压的严重并发症，特征为抽搐和昏迷。管理的主要目标是控制抽搐，稳定病情，确保母婴安全。

（1）急救处理

1）保持呼吸道通畅：将患者侧卧，防止呕吐物吸入。

2）立即拨打120急救电话。

3）急救人员到达现场后，应迅速建立静脉通道，给予急救药物。

4）**抽搐控制：**硫酸镁静脉注射初始剂量后，持续静脉滴注维持。

5）**镇静治疗：**可应用苯二氮卓类药物（如地西泮），一般在硫酸镁效果不佳时使用。

（2）降压治疗

可选用拉贝洛尔或硝苯地平，能够快速起效，降低血压，防止进一步的脑血管损伤。

（3）分娩计划

1）**紧急剖宫产：**如果母亲和胎儿情况危急，可能需要立即剖宫产。

2）**控制病情后分娩：**如果病情稳定，可在控制抽搐和血压后安排分娩。

（4）综合管理和随访

1）**产后监测：**继续监测血压和器官功能，特别是在产后初期。

2）**生活方式调整：**建议健康饮食、适量运动、控制体重等。

3）**长期随访：**定期随访，监测血压和心血管健康状况。

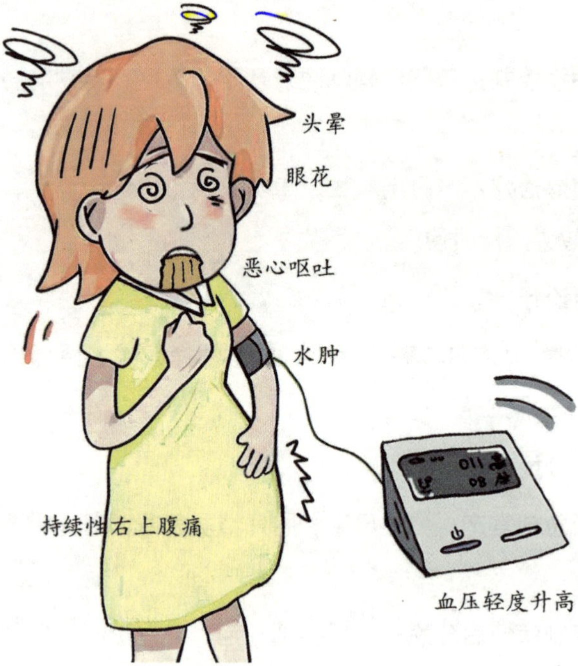
头晕
眼花
恶心呕吐
水肿
持续性右上腹痛
血压轻度升高

妊娠期高血压的临床表现

（五）难治性高血压

之前章节我们介绍了什么是难治性高血压以及诊断标准，那么接下来，我们来聊一聊这类高血压应该如何治疗。在话题展开之前，先对难治性高血压的类型做一个补充。难治性高血压依据生化表型可分为低肾素/低醛固酮、高肾素/高醛固酮这两个亚型。

1.非药物治疗

（1）合理膳食

高血压饮食中除了强调低钠饮食外，摄入适量的钾也有利于促进血压下降。而果糖摄入过高会使肾对钠离子重吸收增强，进而升高血压。此外，酒精过量也会增加高血压患者的心血管风险。

（2）控制体重

胰岛素抵抗是难治性高血压的发病机制之一，而内脏脂肪增多的患者会出现胰岛素抵抗和氧化应激。循环脂肪因子的增加也可能使RAAS系统的活性增加，导致体内水钠潴留，令高血压更难控制。因此，不仅是保持正常的体重，维持正常的腹围也同样重要。

（3）进食富含乙酰胆碱的食物

有研究表明，乙酰胆碱能通过M3≠mAChR抑制交感神经活动，达到降压效果。因此，可以考虑多食用富含乙酰胆碱的食物，如茄子、牛奶、笋及香菇等。

2.药物治疗

（1）ACEI+CCB+噻嗪类利尿剂

可根据不同患者的耐受性，将每种药物由常规推荐剂量改为全剂量。

（2）三联用药+螺内酯

推荐螺内酯作为三联用药后仍难以控制血压的第四个降压药。然而，长期服用可能会出现肌酐清除率降低及血钾升高的不良反应。

（3）三联用药+阿米洛利

螺内酯不能耐受时，可选用阿米洛利替代，但目前研究样本较少，这里并不推荐应用。

（4）三联用药+其他方案

当出现螺内酯或阿米洛利禁忌及不良事件时，可考虑使用多沙唑嗪、比索洛尔等几类药物。

（5）其他药物

研究表明恩格列净类的降糖药物对2型糖尿病和高血压的患者具有降糖和降压的作用，但其降压机制尚不清楚。

（6）中药

中医认为难治性高血压的主要病机为脏腑气血阴阳失调，肝肾亏虚，阳亢于上。

3.手术治疗

（1）肾动脉去交感神经术

通过阻断肾交感神经活性从而降低血压，目前已被提议作为难治性高血压的替代治疗方法。

（2）其他术式

如通过动静脉耦合器、微血管减压术、胃转流手术、血液净化技术等来达到降压效果，但这些术式的安全性和有效性尚不明确。

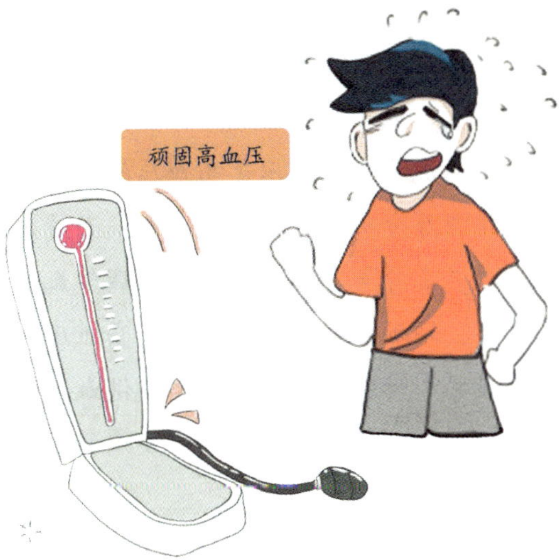

难治性高血压如何治疗

二、继发性高血压

继发性高血压是由特定疾病或病理状态引起的高血压，与原发性高血压不同，其病因明确，治疗重点在于原发疾病的管理。

（一）肾脏疾病

肾脏疾病和高血压是一种复杂的双向关系。肾脏不仅是高血压的靶器官，也是重要的调节器官。因此，肾脏疾病既可以是高血压的原因，也可以是高血压的结果。肾脏通过调节钠和水的排泄及分泌激素来控制血压，而肾小球肾炎、慢性肾盂肾炎、多囊肾等肾病会导致肾脏调节血压功能受损，导致水钠潴留，增加血容量，从而引发高血压。与此同时，高血压可导致肾小动脉硬化，影响肾脏供血，导致肾功能下降，形成恶性循环。所以，控制肾脏疾病和高血压都需要密切关注和综合管理。

1.肾小球肾炎

（1）控制炎症

使用免疫抑制剂（如糖皮质激素、环磷酰胺），控制肾小球炎症。

（2）降压治疗

推荐优先使用ACEI或ARB类药物，保护肾功能。

2.慢性肾盂肾炎

（1）抗感染治疗

长期使用抗生素，防止感染复发。

（2）降压治疗

推荐优先使用ACEI或ARB类药物，可结合利尿剂治疗。

3.先天性肾脏病变（多囊肾）

（1）病因治疗

可通过基因检测及家族筛查，进行早期干预。

（2）降压治疗

推荐使用ACEI或ARB类药物，控制血压，延缓肾功能恶化。

4.继发性肾脏病变

（1）病因治疗

控制原发疾病，如结缔组织病、糖尿病肾病、肾淀粉样变。

（2）降压治疗

推荐优先使用ACEI或ARB类药物，保护肾功能。

5.肾动脉狭窄

（1）介入治疗

肾功能无严重损害的患者，可行经皮肾动脉成形术或支架置入术，以开通肾动脉，恢复血流，可有效降低血压。

（2）药物治疗

术前术后使用ACEI或ARB类药物，稳定血压。

6.肾肿瘤

（1）手术治疗

肾良性肿瘤可通过手术切除，通常患者行手术治疗后，血压可有明显下降。

（2）降压治疗

术后根据具体情况调整降压药物。

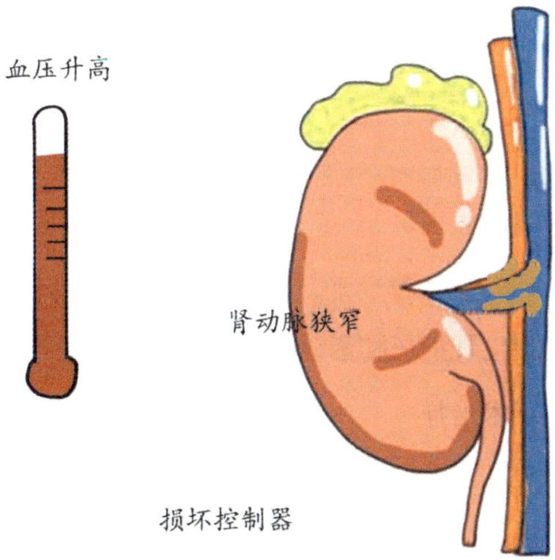

肾动脉狭窄

（二）内分泌疾病

内分泌系统通过调节体内激素水平对血压有重要影响。某些内分泌疾病可以导致高血压，这主要是由于激素分泌过多或不足引起的。

1.库欣综合征（Cushing综合征）

（1）机制

库欣综合征是由于体内皮质醇过多引起的，常见于肾上腺或垂体肿瘤。皮质醇通过增加血管对儿茶酚胺的敏感性和增加血容量来升高血压。

（2）临床表现

患者可表现为体重增加，特别是面部、颈部和躯干部位；皮肤变薄，容易出现瘀斑和紫纹；由于皮质醇增加导致血压升高。

（3）手术治疗

患者可通过切除肾上腺或垂体肿瘤，达到治疗目的。

（4）药物治疗

使用氨鲁米特、米托坦等药物抑制皮质醇合成。

2.嗜铬细胞瘤

机制：嗜铬细胞瘤是一种分泌过多儿茶酚胺（如肾上腺素和去甲肾上腺素）的肿瘤，导致血管收缩和心率加快，显著升高血压。

（1）临床表现

患者常表现为阵发性高血压；头痛、心悸和多汗是嗜铬细胞瘤的典型三联症。

（2）手术治疗

患者可通过外科手术来切除肿瘤。

（3）药物治疗

术前可使用α受体阻滞剂（如酚苄明）控制血压。

3.原发性醛固酮增多症

（1）机制

由肾上腺肿瘤或增生引起的醛固酮增加，导致钠和水的重吸收，增加血容量，从而升高血压。

（2）临床表现

患者除高血压外，常伴随低钾血症。低钾血症可引起肌无力和疲劳。

（3）手术治疗

通过切除肾上腺肿瘤，可达到治疗目的。

（4）药物治疗

可使用螺内酯或依普利酮阻断醛固酮作用。

4.甲状腺功能亢进

（1）机制

甲状腺功能亢进引起的甲状腺激素过多会增加心脏的输出量和心率，导致高血压。

（2）临床表现

患者主要表现为收缩压升高；心率显著增加，从而出现心动过速和心悸的表现。

（3）抗甲状腺药物

可使用甲巯咪唑、丙硫氧嘧啶来减低甲状腺素的分泌。

（4）放射治疗

药物治疗无效的患者，可行碘131治疗。然而，经过放射治疗的患者可能会造成甲状腺功能损伤，导致甲状腺功能减退。

（5）手术治疗

非手术治疗效果一般或者是甲状腺极度肿大出现压迫症状时，可考虑进行手术治疗。

（6）降压治疗

降压药物推荐优先使用β受体阻滞剂（如美托洛尔），既能控制心率，也可有效降低血压。

5.甲状腺功能减退

（1）机制

甲状腺功能减退导致甲状腺激素不足，引起心输出量下降，血管阻力增加，导致高血压升高。

（2）临床表现

主要表现为舒张压升高；由于新陈代谢减慢导致出现乏力和寒冷不耐受。

（3）甲状腺激素替代治疗

患者需终身服用左甲状腺素钠来代替治疗，以维持甲状腺功能。

（4）降压治疗

患者控制甲状腺功能后，血压通常会改善。

6.甲状旁腺功能亢进

（1）机制

甲状旁腺功能亢进引起甲状旁腺激素过多，导致钙磷代谢异常，增加血管收缩，升高血压。

（2）临床表现

患者可因高钙血症引发骨痛、肾结石等症状。

（3）手术治疗

甲状旁腺切除术是首选治疗方法，通过手术切除一个或多个增生或肿瘤的甲状旁腺组织，以恢复正常的甲状旁腺激素分泌水平。近年来，微创手术（如内窥镜辅助下的甲状旁腺切除术）逐渐应用，创伤小，恢复快。

（4）药物治疗

钙调磷酸酶抑制剂（如西那卡塞），减少甲状旁腺激素的分泌；双膦酸盐（如阿仑膦酸钠），降低血钙；在部分情况下，特别是术后，还需要补充钙和维生素D以防止低钙血症。

7.绝经期综合征

（1）机制

绝经后雌激素水平下降，导致血管顺应性降低，增加血管阻力，升高血压。

（2）临床表现

潮热和出汗是绝经期的典型症状。

（3）激素代替疗法（HRT）

绝经症状严重影响生活质量及无激素替代疗法禁忌证的患者，可通过口服、经皮、阴道应用雌激素来缓解潮热、出汗等症状；对于有子宫的女性，建议联合使用黄体酮，以预防子宫内膜增生和癌变。然而，长期使用HRT可能增加乳腺癌、子宫内膜癌和心血管疾病的风险，需权衡利弊，并监测治疗效果及副作用，及时调整剂量。

（4）非雌激素药物治疗

氟西汀、文拉法辛等药物，有助于缓解情绪波动和潮热；伴有抑郁症状的患者，可应用抗抑郁药；此外，可以使用双膦酸盐、雷洛昔芬来预防和治疗骨质疏松。

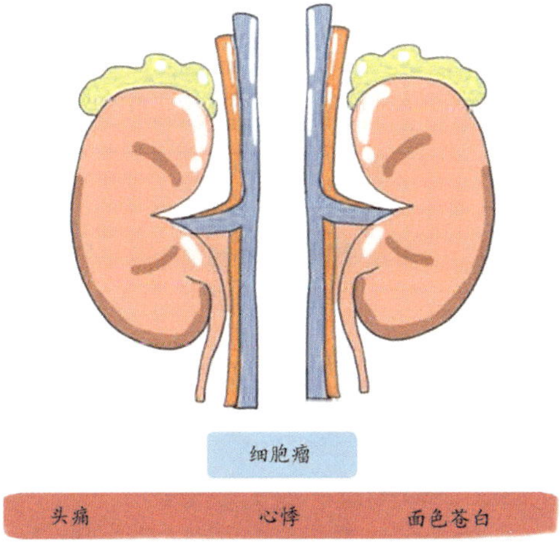

嗜铬细胞瘤

（三）心血管病变

与肾脏疾病一样，心脏病变与高血压之间同样有着密切的双向关系。主动脉瓣关闭不全、完全性房室传导阻滞、主动脉缩窄和多发性大动脉炎等心血管疾病可以直接或间接导致高血压，而高血压反过来又可以加重心血管疾病的病情。因此，解决原发的心血管病变对于血压管理至关重要。

1.主动脉瓣关闭不全

（1）机制

主动脉瓣关闭不全时，心脏每次收缩后的一部分血液反流回左心室，导致左心室容量负荷增加。为了应对增加的容量负荷，左心室便增加了做功，从而逐渐扩大并肥厚，长此以往导致左心室功能不全，进而引起高血压。同时，长期血液反流引起的血流动力学变化，也会导致高血压的发生和加重。

（2）临床表现

胸痛、心悸、呼吸困难、乏力。

（3）手术治疗

症状明显或左心室功能受损的患者可行主动脉瓣置换术或修补术。

（4）药物治疗

使用ACE抑制剂、ARB、钙通道阻滞剂或利尿剂控制血压。

2.完全性房室传导阻滞

（1）机制

完全性房室传导阻滞时，心房和心室的电信号传导完全中断，导致心室自主节律减慢。由于心室搏动减慢，心排出量则会减少，血压可能下降。但为了维持足够的心排出量，心脏需增加收缩力，从而引发高血压。此外，治疗完全性房室传导阻滞的药物（如肾上腺素能药物）有升高血压的作用。

（2）临床表现

心动过缓、晕厥、乏力、心悸。

（3）介入治疗

症状明显或心室率过慢的患者可植入永久性心脏起搏器来维持正常心律，改善心功能。

（4）药物治疗

使用抗心律失常药物，如阿托品，提高心率，改善症状。

3.主动脉缩窄

（1）机制

主动脉缩窄导致血流受阻，上半身和头部供血增加，而下半身供血减少。为了克服狭窄处的血流阻力，心脏需加大工作量，导致上半身和头部高血压，而下半身可能血压偏低。下半身缺血又会刺激肾脏分泌肾素，激活肾素-血管紧张素系统，进一步升高血压。

（2）临床表现

高血压、头痛、乏力、下肢脉搏减弱或消失。

（3）手术治疗

部分成人和儿童患者可行经皮腔内血管成形术（PTA）和支架置入术。婴幼儿及部分无法行支架置入的成人患者，可进行主动脉缩窄部位的修复手术，如切除狭窄段、旁路移植等。

（4）药物治疗

术前术后使用降压药物，常用β受体阻滞剂。

4.多发性大动脉炎

（1）机制

多发性大动脉炎是一种自身免疫性疾病，引起大动脉及其主要分支的慢性炎症和纤维化。炎症会进一步导致血管壁增厚，血管腔狭窄或闭塞，进而导致血流受阻，特别是肾动脉狭窄时，肾素-血管紧张素系统被激活，导致难治性高血压。

（2）临床表现

高血压、乏力、体重减轻、关节痛、脉搏不对称。

（3）手术治疗

狭窄严重或症状明显的患者可行血管成形术和支架置入术。对于严重狭窄或闭塞无法通过血管成形术治疗的患者，可考虑通过旁路移植术恢复血流，缓解症状。

（4）药物治疗

糖皮质激素（如泼尼松）可抑制免疫反应，减少血管炎症；免疫抑制剂（如甲氨蝶呤、硫唑嘌呤）可抑制免疫系统活动，防止病情进展。此外，也可应用肿瘤坏死因子（TNF）抑制剂靶向治疗，从而减少炎症反应。

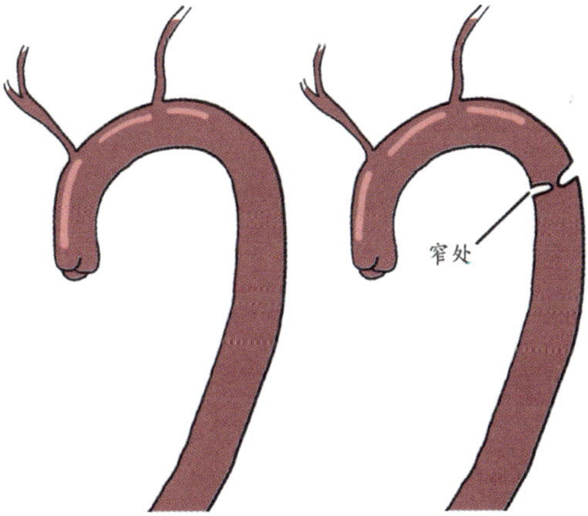

正常的主动脉与缩窄的主动脉

（四）颅脑病变

脑肿瘤、脑外伤和脑干感染等颅脑病变可通过多种机制影响中枢神经系统的血压调节功能，导致高血压。而高血压又可以加重颅脑病变的病情，导致脑出血和脑梗死等严重并发症。因此，综合管理这些疾病对于改善患者预后和提高生活质量至关重要。

1.脑肿瘤

（1）机制

脑肿瘤导致颅内压升高，压迫脑干和血管中枢，影响正常的血压调节机制，导致高血压。此外，肿瘤还可能通过释放特定的神经激素，影响交感神经系统的活性，导致血压升高。

（2）临床表现

头痛、恶心呕吐、视力障碍、癫痫发作、行为和认知改变。

（3）手术治疗

大多数脑肿瘤患者，尤其是良性肿瘤或局限性恶性肿瘤可行开颅手术、立体定向手术。

（4）放射治疗

恶性脑肿瘤晚期或需要联合治疗的患者，可行外部放射治疗，如调强放疗（IMRT）、伽马刀等放射疗法能杀死残留肿瘤细胞，延缓肿瘤生长。该疗法适用于无法完全切除的肿瘤或术后辅助治疗的患者。

（5）化学治疗

口服或静脉注射化疗药物，如替莫唑胺等，能够杀死快速分裂的肿瘤细胞，适用于恶性脑肿瘤，常与放疗联合使用。

（6）靶向治疗

可以应用贝伐单抗等靶向药物，能特异性地靶向肿瘤细胞的分子靶点。该治疗适用于特定类型的脑肿瘤，如胶质母细胞瘤。

（7）康复治疗

术后康复治疗，包括物理治疗、职业治疗和言语治疗，帮助患者恢复功能。

（8）随访监测

定期随访监测，如复查影像学检查等，能够监测肿瘤复发。

2.脑外伤

（1）机制

脑外伤导致脑水肿或出血，增加颅内压，影响脑干的血压调节中枢，导致血压升高。同时，外伤后身体的应激反应可激活交感神经系统，增加心率和血压。

（2）临床表现

患者可出现头痛、意识障碍、癫痫发作、记忆力减退、肢体无力等症状。

（3）急救处理

发生脑外伤后，应确保气道通畅，立即给予氧气、静脉输液维持血压和血容量，以稳定生命体征，防止二次损伤。

（4）药物治疗

应用抗脑水肿药物，如甘露醇、呋塞米，来减少脑水肿，降低颅内压；可使用吗啡、丙泊酚等镇痛镇静药物来控制疼痛和焦虑。必要时应用苯妥英钠等抗惊厥药物，可预防癫痫发作。

（5）手术治疗

去骨瓣减压术适用于颅内压过高或有大面积脑挫伤、血肿的患者；必要时，可进行颅骨修补。

（6）康复治疗

通过物理治疗来恢复运动功能；利用职业治疗恢复日常生活能力；言语治疗能帮助恢复语言能力。

（7）长期管理

必要的心理干预能帮助患者应对情绪和心理问题。

（8）定期随访

患者需定期监测脑功能恢复情况，以根据病情调整治疗方案。

3.脑干感染

（1）机制

脑干感染如脑干脑炎，会直接损伤脑干的血管中枢，导致血压调节功能紊乱。感染引起的炎症反应会释放大量炎症介质，影响血管功能和血压。

（2）临床表现

患者可出现发热、头痛、恶心呕吐、昏迷、呼吸困难等症状。

（3）抗感染治疗

细菌性脑干感染使用广谱抗生素，根据病原体敏感性调整药物；若为病毒性感染，如单纯疱疹病毒脑炎，可使用阿昔洛韦等抗病毒药物治疗。

（4）抗炎治疗

严重感染时，可根据病情使用地塞米松等糖皮质激素药物，以减少炎症反应，减轻脑水肿。

（5）支持治疗

注意维持体液和电解质平衡。可根据患者情况，提供肠内或肠外营养。

（6）对症治疗

若患者发生癫痫，可使用苯妥英钠控制癫痫发作；使用甘露醇、呋塞米来降低颅内压，必要时还可行去骨瓣减压术。

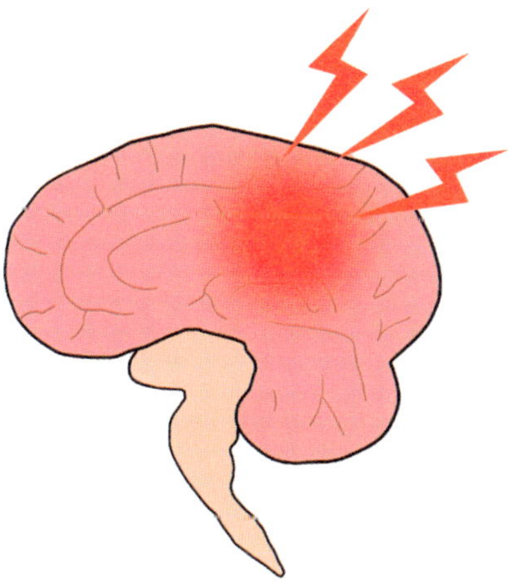

颅脑病变

（7）康复治疗

通过物理治疗、职业治疗、言语治疗，能帮助患者恢复各项机体功能。

（五）睡眠呼吸暂停综合征（OSA）

1.机制

OSA患者在睡眠期间反复发生上气道阻塞，导致间歇性低氧血症。这种低氧状态激活交感神经系统，增加心率和血压。其次，反复的呼吸暂停事件导致交感神经系统持续激活，增加心脏负担，导致高血压。最重要的是，OSA引起的间歇性低氧血症会导致全身性炎症反应和氧化应激，损害血管功能，增加高血压风险。此外，反复的低氧和再氧合作用导致内皮功能障碍，血管扩张能力下降，血压升高。

2.临床表现

患者可出现白天嗜睡、打鼾、夜间频繁觉醒、晨起头痛、注意力不集中等症状。

3.生活方式干预

超重或肥胖的OSA患者应通过饮食控制和增加体育锻炼来减轻体重，从而减少气道阻塞。存在体位性呼吸暂停的患者，可改变睡姿，避免仰卧睡姿，建议侧卧睡姿，或使用体位矫正装置。所有OSA患者都应尽量避免睡前饮酒和服用镇静剂，以防止气道肌肉松弛。吸烟的OSA患者应戒除吸烟，以减少气道炎症和阻塞。

4.持续气道正压通气（CPAP）

中重度OSA患者，尤其是伴有日间嗜睡、高血压和其他心血管疾病的患者，可使用CPAP机器，通过面罩持续提供气道正压，保持气道通畅，防止呼吸暂停。CPAP机能够显著减少呼吸暂停事件，改善睡眠质量，适用于长期使用，无系统性副作用。不过，一些患者难以适应面罩和气压，导致依从性不佳，需要进行适应训练和心理支持。

5.口腔矫治器

轻中度OSA患者，或不适合使用CPAP的患者，可通过口腔矫治器（如下颌前移装置），在睡眠期间保持下颌和舌头前移，防止气道阻塞。其优点是小巧便于携带，适合旅行时使用，且佩戴矫治器的依从性较高。但对严重OSA患者效果有限，需要定期评估和调整矫治器。

6.手术治疗

（1）悬雍垂腭咽成形术

切除部分软腭、悬雍垂和咽部组织，扩大气道。该术式适用于软腭和悬雍垂肥大的患者。

（2）舌根缩小术

通过手术或射频消融缩小舌根，减少气道阻塞。此术式适用于舌根肥大的患者。

（3）正颌手术

通过手术调整上下颌骨的位置，扩大气道。该手术适用于颌骨发育异常导致气道狭窄的患者，其优点是手术可以提供长期的气道通畅效果。缺点是手术具有一定的风险，恢复期较长，需要慎重选择。

7.其他治疗

（1）上气道肌肉训练

通过特定的口腔和咽喉肌肉锻炼，增强气道肌肉张力，减少气道阻塞。可作为轻度OSA患者的辅助治疗。

（2）神经刺激疗法

通过植入神经刺激装置，刺激舌下神经，防止舌头后坠引起的气道阻塞。该疗法适用于中重度OSA患者，尤其是不耐受CPAP的患者。

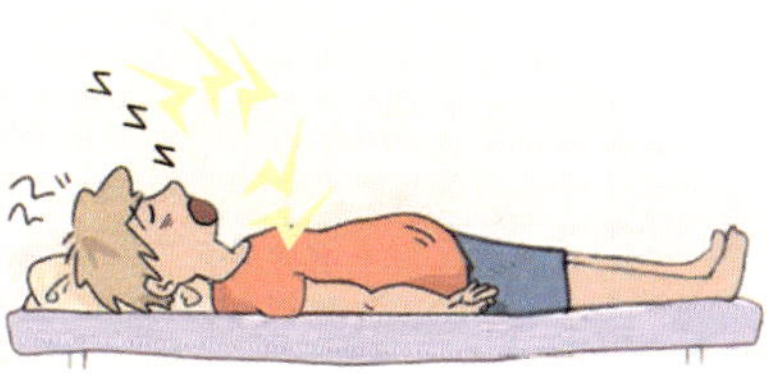

睡眠呼吸暂停综合征

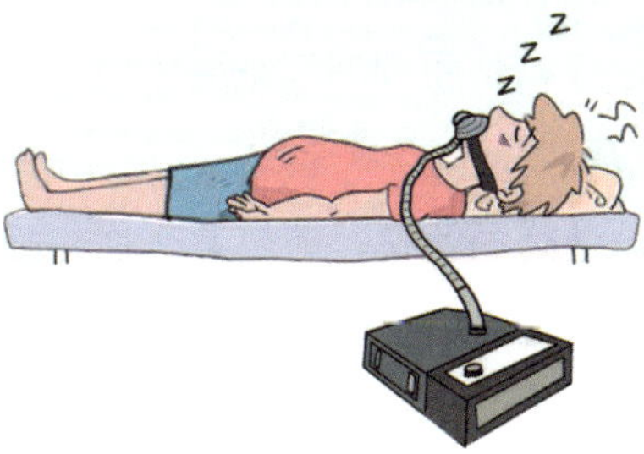

持续气道正压通气示意图

（六）其他

1.红细胞增多症

（1）机制

红细胞增多症导致血液黏稠度增加，血流阻力加大，心脏需要更大的压力来泵血，导致高血压。其次，由于血液黏稠，血管内壁受压增大，血压升高。

（2）临床表现

患者可出现头痛、眩晕、视力模糊、红细胞增加等表现。此外，还增加了血栓形成风险。

（3）放血治疗

放血治疗是红细胞增多症的首选治疗方法。每次放血500毫升，每1～2周一次，直到血细胞比容降至目标水平。

（4）药物治疗

对于放血治疗无效或有血栓高风险的患者，可以使用羟基脲治疗，从而抑制红细胞生成，降低血细胞数量。年轻患者或孕妇可以使用干扰素α来抑制红细胞生成，从而改善症状。应用低剂量阿司匹林，能够减少血小板聚集，预防血栓形成，适用于所有红细胞增多症患者。

（5）生活方式调整

保持充足的水分摄入，防止血液过于浓稠。应避免高脂高糖食物，尽量将体重保持在健康范围内。

2.某些药物的应用

（1）机制

1）糖皮质激素：增加肾脏对钠和水的重吸收，增加血容量，导致高血压。此外，糖皮质激素还能通过提高血管对血管收缩剂的反应性，导致血压升高。临床表现：高血压、体重增加、面部浮肿，即库欣综合征。

2）拟交感神经药： 拟交感神经药物（如麻黄碱）通过激活交感神经系统，导致心率加快、血管收缩，血压升高。其次，它还能增加体内儿茶酚胺（如肾上腺素）的水平，直接导致血压升高。临床表现为心悸、头痛、紧张、高血压。

3）甘草： 含有甘草酸，可抑制11β-羟基类固醇脱氢酶，导致体内皮质醇活性增加，具有类似于醛固酮的作用，导致钠水潴留和高血压。长期使用甘草可导致低钾血症，加剧高血压。临床表现为高血压、水肿、低钾血症、肌无力。

（2）治疗方法

应避免长期应用糖皮质激素，如需长期治疗，应在医生指导下逐渐减少至能发挥糖皮质激素疗效的最低剂量。应用拟交感神经药的患者应在医生指导下逐渐减少拟交感神经药物剂量，并寻找能够替代的药物，降压药物可考虑应用β受体阻滞剂或钙离子通道阻滞剂。若因服用甘草或甘草成分的食物和药物导致血压升高，应立即停止食用。

三、高血压急症与亚急症

（一）高血压急症

1.治疗目标

（1）迅速降低血压

在1小时内降低平均动脉压的25%，接着在接下来的2～6小时内使血压降至160/100mmHg左右，但避免过度降压。如果患者可耐受且临床情况稳定，在随后的24～48小时里将血压逐步降至正常水平。如果降压后发现有重要器官缺血表现，应减小降压幅度，在随后的1～2周内，再将血压逐步降到正常水平。

（2）保护靶器官：

对症治疗，防止进一步的器官损伤。

2.常用药物

（1）硝普钠：可用于各种高血压急症。

（2）硝酸甘油：主要用于高血压急症伴急性心力衰竭或急性冠脉综合征的病人。

（3）尼卡地平：主要用于高血压急症合并急性脑血管病的病人。

（4）拉贝洛尔：主要用于高血压急症合并妊娠或肾功能不全的病人。

3.避免使用的药物

（1）利血平：肌肉注射起效慢，且易发生严重低血压，引起明显嗜睡反应，影响医生对神志的判断。

（2）强力利尿药：治疗开始不宜使用，除非合并心力衰竭或明显的体液潴留，否则可能导致体循环血容量减少，增加风险。

（二）高血压亚急症

1.治疗目标

（1）逐步降低血压：在24～48小时内逐渐降低血压，避免过快降压引起低血压或脑缺血。

（2）**预防急症：**防止发展为高血压急症。

2.常用药物

（1）**静脉输注药物：**乌拉地尔、尼卡地平、地尔硫卓、拉贝洛尔等。

（2）**口服药物：**可选择起效较快，效果较强的降压药物，如硝苯地平缓释片、卡托普利、拉贝洛尔或其他复方制剂。

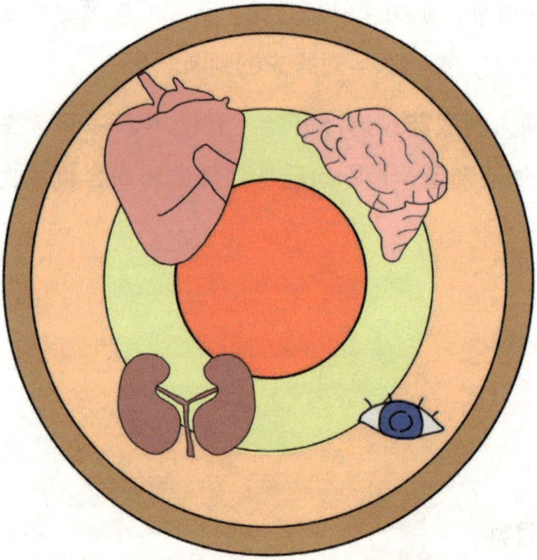

高血压急症存在的靶器官损害

四、高血压合并症

（一）高血压合并冠心病

1.什么是冠心病?

案例：王先生，55岁，患有高血压多年，最近总是感觉胸痛，检查发现左心室肥厚，心电图提示有心肌缺血表现。

冠状动脉粥样硬化性心脏病简称为冠心病（CHD），是指给心脏供血的冠状动脉因动脉粥样硬化或其他原因导致的狭窄或阻塞，造成心肌供血不足，引起心绞痛、心肌梗死等临床症状。冠心病的主要病因包括高血压、高血脂、吸烟、糖尿病、肥胖和不良生活习惯。

2.高血压与冠心病的关系

（1）动脉粥样硬化

高血压会增加动脉壁的压力，使其更容易受损。当动脉壁受损后，胆固醇和其他物质更容易沉积在受损的内壁上，进而形成动脉粥样硬化斑块。这些斑块则会导致血管变窄，使得到达心肌血流减少，从而增加心肌缺血的风险。

（2）左心室肥厚

高血压使心脏需要更用力地泵血，以克服增加的血管阻力。这会导致心脏的左心室逐渐增厚，称为左心室肥厚。增厚的心肌需要更多的氧气，如果冠状动脉无法提供足够的血氧，心肌就会发生缺血，增加冠心病的风险。

（3）内皮功能障碍

高血压可以造成血管内皮无法正常分泌调节血管张力的物质，导致血管功能异常，从而影响血管的舒张和收缩能力。健康的血管内皮能够产生一氧化氮等物质，帮助血管舒张，保持正常血流。而内皮功能障碍会减少这种物质的产生，使得血管更容易收缩，导致冠脉血流减少，进而增加冠心病的风险。

（4）血管僵硬

高血压还会导致血管壁变硬，失去弹性。正常情况下，血管可以扩张和收缩以调节血压和血流量。但当血管变硬时，调节能力下降，血压更容易波动，心脏负担增加，进一步加重冠心病风险。

3.治疗方案

高血压和冠心病都是心血管系统的重大疾病，二者往往共存，并相互影响。因此，对于高血压合并冠心病的患者，治疗方案需要综合考虑这两种疾病的特点，制定个体化的治疗计划，以降低心血管事件的发生率，改善患者的生活质量。

（1）综合治疗目标

1）降低血压：高血压合并冠心病的患者，一般应将血压控制在140/90mmHg。若患者可耐受，将血压降至130/80mmHg以下更为理想，但也不应过低，否则会影响冠脉灌注，加重心肌缺血。

2）改善心肌供血：缓解心绞痛症状，预防心肌缺血。

3）保护靶器官：预防心脏、脑、肾等器官的进一步损害。

4）减少心血管事件：如心肌梗死、中风等。

（2）药物治疗

1）降压药物

①心率偏快、偶发早搏—β受体阻滞剂（美托洛尔、比索洛尔等）。

②不稳定性心绞痛—CCB（硝苯地平控释片或氨氯地平等）。

③左心室肥厚—ACEI/ARB。

2）硝酸酯类药物：硝酸甘油、硝酸异山梨酯等硝酸酯类药物能通过释放一氧化氮来扩张血管，特别是冠状动脉。常作为缓解急性心绞痛发作和心绞痛长期预防的药物。其副作用包括头痛、低血压、面部潮红等。此外，应避免突然停药，以防止反弹性心绞痛。

3）抗血小板药物：阿司匹林、氯吡格雷等抗血小板药物能够通过抑制血小板聚集，预防血栓形成，降低心肌梗死风险。所有冠心病患者，都应常规应用，特别是有心肌梗死史或接受支架植入的患者。其副作用包括出血、胃肠道不适等，因此需要监测出血症状，若发现牙龈出血、黑便应及时就医。

4）他汀类药物：阿托伐他汀钙、瑞舒伐他汀钙等是一类降脂药物，主要通过抑制肝脏中的HMG-CoA还原酶，减少胆固醇合成，从而降低血液中的低密度脂蛋白胆固醇（LDL-C），这种胆固醇与冠心病的发生密切相关。此外，它还具有一定的抗炎和稳定动脉粥样硬化斑块的作用。

（3）手术治疗

对于冠脉血管狭窄较为严重的患者可以选择手术治疗来改善心肌供血的问题。解决冠脉血管问题不仅能改善血管功能、减轻心脏负担、改善全身血液循环和提升生活质量，还有助于血压的控制，进一步减少心血管恶性事件的发生。手术方式主要有以下几种：

1）冠状动脉支架植入术（PCI）： 在冠状动脉狭窄的部位植入一个小型的金属网管（支架），支撑血管壁，保持血流通畅。值得注意的是，PCI术后的一年里需要同时服用两种抗血小板药物（如阿司匹林+氯吡格雷/替格瑞洛），防止支架内血栓形成。一年后，可根据患者复查情况改为长期口服一种抗血小板药物。

2）冠状动脉旁路移植术（CABG）： 也就是人们常说的心脏搭桥术。使用患者自身的血管（如腿部的静脉或胸部的动脉）在狭窄或阻塞的冠状动脉部位创建一个旁路，绕过狭窄部分，恢复血流。该术式主要适用于多条冠状动脉严重狭窄或阻塞，药物和支架治疗效果不佳或冠状动脉主干狭窄，导致大范围心肌缺血的患者。术后也需长期服用抗血小板药物和他汀类药物，防止血栓形成和斑块进展。

3）经皮冠状动脉成形术（PTCA）： 在狭窄的冠状动脉部位使用药物球囊扩张血管，使其恢复血流。该手术适用于单条冠状动脉狭窄的患者，特别是病变较为局限的情况。与PCI手术相同，术后也需长期服用抗血小板药物，以防止血栓形成。

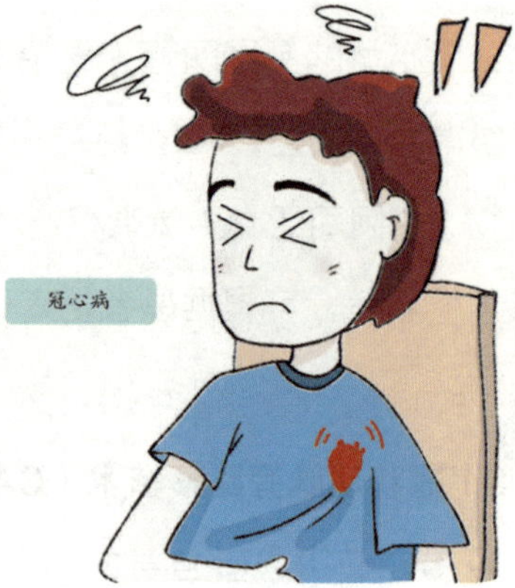

冠心病

（二）高血压合并房颤

1.什么是房颤?

案例：张先生，65岁，有20年的高血压病史。最近半年，自诉时常感到心悸、头晕、胸闷、乏力。医生通过详细检查，确诊他患有高血压合并房颤。

心房颤动简称为房颤，是一种常见的心律失常，即心房失去正常跳动的节律，取而代之的是快速且无序的颤动，是严重的心房电活动紊乱。这种不规律的心跳会导致血液在心房内停滞，以及形成血流湍流，极易形成血栓，血栓若随着体循环到达脑部，则会大大增加脑栓塞的风险。此时的张先生若要通过治疗改善其不适症状，首先应明确高血压和房颤之间究竟存在着什么样的联系。

2.高血压与房颤的关系

（1）高血压是房颤的危险因素

高血压会增加心脏的负担，使心脏需要更用力地泵血。长此以往会导致左心房的压力增加，左心房为了适应这种压力，会逐渐增大，而扩大的左心房更容易发生不规则的电活动，导致房颤。此外，高血压还会引起心肌纤维化，简单来说就是心脏肌肉变得僵硬和不正常，这也会增加房颤的风险。

（2）房颤会加重高血压的症状

房颤导致心脏跳动不规则，这使得每次心跳泵出的血液量减少。为了维持足够的血液供应，血压可能会升高，尤其是在剧烈活动或情绪紧张时。此外，许多用于治疗房颤的药物（如抗凝药物）可能会与降压药物产生相互作用，因此需要更复杂的药物管理策略。

3.治疗方案

（1）综合治疗目标

1）降低血压：高血压合房颤的患者，应将血压降至130/80mmHg以下，但舒张压不应＜60mmHg。

2）控制心率：将心率控制在每分钟60～80次为宜，以减轻心脏负担，缓解房颤症状。

3）预防血栓形成：通过抗凝治疗，预防血栓和中风的发生，特别是对于有中风高风险的房颤患者。

（2）药物治疗

1）降压药物

①β受体阻滞剂：美托洛尔、比索洛尔等β受体阻滞剂通常为高血压合并快速心室率房颤患者的首选药物，它既能控制血压，还能降低心率，从而减轻心脏负担。

②ACEI/ARB：若房颤患者心室率偏慢或存在心功能下降的情况，应选用ACEI或ARB类药物，以抑制心室重塑，改善远期预后。

③联合方案：若患者又同时合并了慢性心衰，应联合利尿剂治疗。如果以上降压药物不能将血压降至目标线以下，可以加用硝苯地平、氨氯地平等二氢吡啶类CCB联合降压治疗。

2）抗凝药物

①华法林：通过抑制维生素K依赖的凝血因子合成，降低血液凝固能力。口服，每日一次，剂量根据国际标准化比值（INR）调整，通常目标INR为2.0～3.0。该药价格相对低廉，适用于长期抗凝治疗，但需定期监测INR，且易受饮食、药物等因素影响，需严格控制饮食。

②达比加群：是一种直接凝血酶抑制剂。口服，每日两次，剂量固定（通常150mg/次），无须频繁监测凝血功能，且对饮食影响较小，使用方便。此药价格相对较高，肾功能不全的患者需要调整剂量。

③利伐沙班：是一种直接Xa因子抑制剂。口服，每日一次，剂量固定（通常20mg/次），无须频繁监测凝血功能，同样对饮食影响较小，使用方便。缺点与达比加群相同。

④阿哌沙班：各方面与利伐沙班相似，口服，每日一次，剂量固定（通常20mg/次）。

（3）手术治疗

1）导管消融术：药物治疗效果不佳或不能耐受药物的房颤患者可以选择通过导管电极消融异常的心脏电活动区域，恢复正常心律。手术后需继续使用抗凝药物，防止血栓形成。

2）左心耳封堵术：对抗凝药物治疗有禁忌或无法长期使用抗凝药物的患者，可使用封堵装置将左心耳封闭，防止血液在左心耳内滞留形成血栓。手术后仍需短期使用抗凝药物，直至封堵装置完全到位。

3）心脏起搏器植入术：缓慢房颤，尤其是药物无法控制心率的患者，可通过植入心脏起搏器，调节心脏跳动，防止心率过慢或过快。术后需定期检查起搏器功能，确保正常工作。

（4）抗凝管理

1）出血风险管理：所有抗凝药物均有出血风险，需定期监测凝血功能。出现异常出血症状（如皮肤瘀斑、尿血、便血）应立即就医。

2）注意药物相互作用：华法林易受其他药物、饮食影响，需告知医生所有正在服用的药物和补充剂。达比加群、利伐沙班和阿哌沙班相对影响较小，但仍需注意。

3）肾功能监测：肾功能不全患者使用新型口服抗凝药（如达比加群、利伐沙班、阿哌沙班）需定期监测肾功能，调整剂量。

4）遵医嘱用药：务必按医生建议的剂量和频率用药，不得擅自停药或调整剂量。

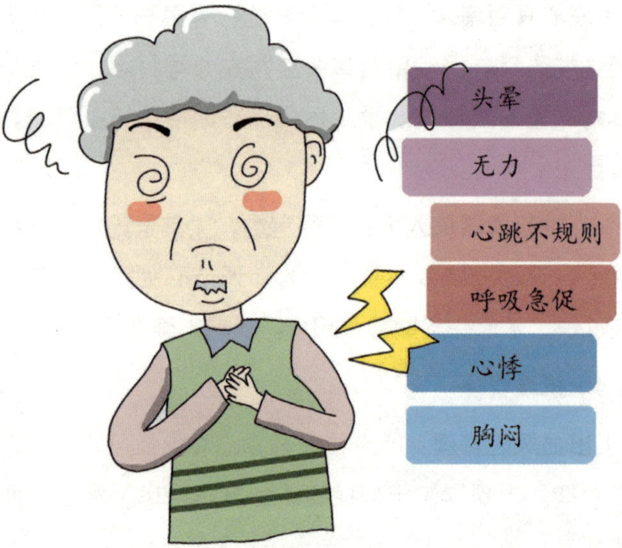

房颤

（三）高血压合并心力衰竭

1.什么是心力衰竭?

案例：李先生，65岁，退休工人，有20年的高血压病史。最近一年，李先生发现自己走几步路就会气喘吁吁，晚上躺下睡觉时也感到呼吸困难，不能平卧。医生检查后发现他患有心力衰竭。

心力衰竭指的是心脏不能有效泵血，无法满足身体的需求。这并不意味着心脏停止工作，而是心脏的泵血能力不足，导致血液和氧气不能充分供应全身。从高血压到心力衰竭，李先生经历了什么呢?

2.高血压与心力衰竭的关系

（1）左心室肥厚

高血压会导致心脏需要更用力地泵血，心脏长期过度做功，使得心脏肌肉（特别是左心室）也因此变得越来越肥厚。这种肥厚的心肌需要更多的氧气，但冠状动脉（供血给心肌的血管）无法提供足够的氧气，导致心肌缺氧，进而影响心脏功能。

（2）心肌纤维化

长期高血压会导致心肌纤维化，即心脏肌肉变得僵硬，失去弹性，从而影响心脏的泵血能力。

（3）心脏扩大

由于心脏长期处于高负荷状态，心脏逐渐扩大，导致心脏泵血效率下降，最终导致心力衰竭。

心脏泵血能力一旦下降，便无法有效供应身体所需的血液和氧气。因此，李先生则会出现活动后气喘吁吁的症状，甚至感到疲劳和虚弱。尤其是躺下睡觉时，这种呼吸困难的症状会越发明显，这是由于在平躺状态下，血液回流到心脏增加，心脏无法有效泵出这些血液，导致肺部积液所致。

3.治疗方案

（1）综合治疗目标

1）控制血压：当高血压患者合并心力衰竭时，应将血压控制在130/80mmHg以下，以减轻心脏负担。

2）控制心衰症状：改善生活质量。

3）预防其他并发症：防止心力衰竭加重和其他心血管并发症。

（2）药物治疗

1）首选药物：ACEI是高血压合并心力衰竭治疗的基石药物，具有显著的降低死亡率和延缓心力衰竭进展的作用。对于不能耐受ACEI的患者，ARB类药物是有效的替代选择，具有类似的心血管保护作用。

2）联合用药方案

①ACEI/ARB+β受体阻滞剂：β受体阻滞剂可以降低心率和心肌耗氧量，减轻心脏负担，降低血压。与ACEI或ARB类药物联合使用，可显著改善心力衰竭患者的预后。

②ACEI/ARB+β受体阻滞剂+呋塞米+螺内酯：对于有液体潴留症状的心衰患者应加用利尿剂以帮助身体减少体液潴留，减轻心脏负担，缓解呼吸困难和水肿。其中，呋塞米是排钾利尿剂，而螺内酯是保钾利尿剂，二者联合使用其目的除了增加利尿效果外，更重要的作用是可以维持机体内钾代谢的稳定。

③钙离子通道阻滞剂（CCB）：若使用以上方案仍不能将血压控制在合适的范围内，可以在以上药物的基础上加用二羟吡啶类CCB如氨氯地平，以进一步降低血压。

（3）手术治疗

当药物治疗不足以控制病情时，手术治疗可能成为必要的选择。

1）心脏再同步化治疗（CRT）：心力衰竭伴有心室不同步

（例如左束支传导阻滞）的患者可以通过植入心脏起搏器，使心室同步收缩，改善心脏功能。

2）植入式心律转复除颤器（ICD）：心力衰竭患者伴有恶性心律失常（如心室颤动）或有心脏骤停病史的患者，可通过植入ICD，监测心脏的电活动，在检测到危险的心律失常时，发出电击恢复正常心律。

3）心脏移植：终末期心力衰竭患者，其他治疗方法无效的情况下，可以通过心脏移植手术，将健康的供体心脏移植到终末期心力衰竭患者体内。然而，需要进行详细的评估和匹配，手术风险较大，且术后需长期使用免疫抑制药物防止排斥反应。

4）人工心脏：由于心脏移植供体较难匹配，大部分终末期心力衰竭患者都没有等到手术机会。随着医学的发展，这批患者迎来了人工心脏这一新的救治希望。人工心脏是一种机械泵，通过手术植入胸腔，接管心脏的泵血功能，以维持血液循环和器官供氧。等待心脏移植供体的患者，可以使用人工心脏维持生命。对于不适合或无法进行心脏移植的患者，人工心脏也可以作为长期替代方案。

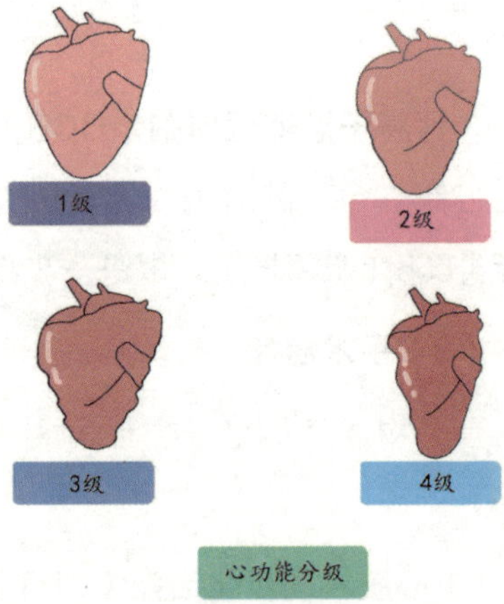

心功能分级（NYHA分级）

（四）高血压合并急性心肌梗死

1.什么是急性心肌梗死?

案例：王先生，55岁，办公室职员，有15年的高血压病史，但未能有效控制血压。最近几天，他感到胸痛、出汗和恶心，并且胸痛持续加重。紧急送医后，被医生诊断为急性心肌梗死。

急性心肌梗死是指心脏的某部分肌肉因冠脉血流中断供血而缺氧坏死。主要原因是冠状动脉的斑块破裂，导致血栓形成，阻塞血流。造成王先生出现急性心梗的很可能与高血压长期得不到有效控制有关。

2.高血压与急性心肌梗死的关系

（1）高血压导致动脉硬化

高血压会导致动脉壁的压力增加，使动脉内壁受损，内膜损伤会吸引脂质沉积形成斑块。斑块逐渐增大，动脉变得僵硬狭窄，血流受阻，增加心脏负担。

（2）冠状动脉病变

冠状动脉是为心脏供血的主要血管，高血压导致的动脉硬化也会逐渐累及冠状动脉，使其变硬变窄，影响心肌的血液供应。当冠状动脉狭窄到一定程度，心肌得不到足够的氧气供应，会引发心绞痛，甚至心肌梗死。

（3）斑块破裂和血栓形成

高血压导致的动脉硬化斑块不稳定，易于破裂。斑块破裂后，血小板聚集，形成血栓，完全阻塞冠状动脉。冠脉血流一旦中断，缺少血液供应的那部分心肌则会缺氧坏死，导致急性心肌梗死。

胸痛是急性心肌梗死的典型症状，较心绞痛持续的时间明显延长，且疼痛剧烈，可伴有大汗和恶心等其他伴随症状。王先生就诊时可通过心电图显示的典型心肌梗死波形和心肌酶等实验室检查作出急性心肌梗死的明确诊断。

3.治疗方案

（1）综合治疗目标

1）**迅速恢复血流：**恢复阻塞的冠状动脉血流，减少心肌损伤。

2）**稳定病情：**防止进一步的心肌损伤，稳定心脏功能。

3）**长期管理：**控制血压，预防再发心肌梗死，改善生活质量。

（2）急性期治疗

1）抗血小板药物：所有急性心肌梗死患者一旦确诊应立即应用负荷量，即阿司匹林300mg联合氯吡格雷300mg快速嚼服。

2）经皮冠状动脉介入术（PCI）：是所有发生急性心肌梗死3~6小时之内的患者首选的治疗方案。手术过程同冠心病治疗一样，通过导管将球囊送到堵塞部位，扩张血管，并植入支架将闭塞的血管开放。

3）抗凝治疗：所有急性心肌梗死患者都应常规应用抗凝药物治疗。一般使用肝素，皮下注射，它能抑制凝血因子，防止血栓形成。

4）β受体阻滞剂：心率过快且无低血压或心力衰竭症状的患者应尽早应用美托洛尔、比索洛尔等药物，以降低心率和心肌耗氧量，进而减轻心脏负担。

5）硝酸酯类药物：硝酸异山梨酯等药物可以扩张冠状动脉和外周血管，改善心肌供血，从而缓解胸痛症状。

6）溶栓治疗：由于当地医疗条件限制而无法及时接受PCI手术的患者，可以考虑选择溶栓治疗。如应用阿替普酶、瑞替普酶等溶栓药物，溶解已形成的血栓，进而恢复血流。然而，溶栓风险较大，容易诱发脑出血等并发症，严重可危及生命。因此，在选择该治疗前应全面评估出血风险，综合判断患者是否能够通过溶栓获益。

7）冠状动脉旁路移植术（CABG）：外科冠脉搭桥手术一般适用于多支冠状动脉狭窄或阻塞，药物和PCI治疗效果不佳的患者。

（3）恢复期治疗方案

1）抗血小板药物：支架治疗术后，患者应常规应用两种不同机制的抗血小板药物至少1年，以防止支架内再形成血栓。通常选用阿司匹林100mg一次/日联合替格瑞洛90mg二次/日治疗。部分患者服用替格瑞洛后出现胸闷、憋气症状，服用一段时间一般可耐受。若一直无法耐受，也可以选择阿司匹林100mg一次/日联合氯吡格雷75mg一次/日治疗。

2）降压、控制心率、防治心衰治疗：继续应用β受体阻滞剂来控制心率，以降低心肌耗氧。尽早且长期应用ACEI或ARB类药物不仅能够控制血压，还有助于改善心脏结构与功能，预防心力衰竭。

3）他汀类药物：长期应用他汀类药物不仅可以降低血脂，还能稳定动脉粥样斑块，预防心梗再发。可选择阿托伐他汀钙20mg一次/晚或瑞舒伐他汀钙10mg一次/晚口服。

4）硝酸酯类药物：硝酸甘油可在需要时使用，缓解心绞痛。

（4）定期监测和随访

1）血压监测：定期测量血压，确保控制在目标范围内。

2）实验室检查：定期监测肝肾功能、血脂、心肌酶等相关指标，发现问题及时给予相应治疗。

3）辅助检查：定期进行心电图、心脏超声等检查，了解不同阶段心脏的健康状况。

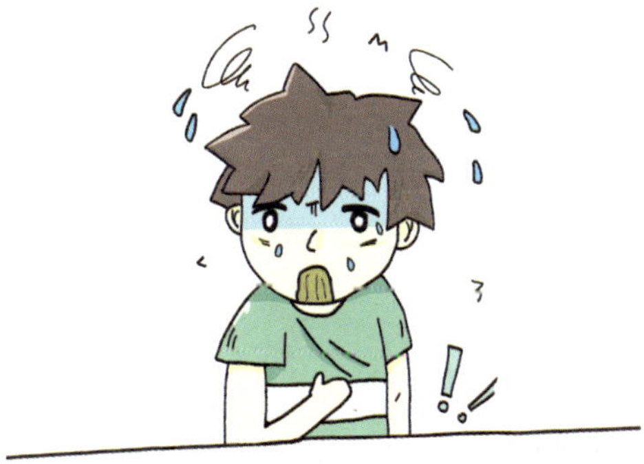

急性心肌梗死的表现

（五）高血压合并主动脉夹层

1.什么是主动脉夹层？

案例：陈先生，60岁，有20年的高血压病史，平时血压控制不佳，常常超过160/100mmHg。一天，李先生突然感到剧烈的胸背部撕裂样疼痛，并伴有呼吸困难和头晕。家人立即将他送往医院，经检查诊断为主动脉夹层。

主动脉夹层是指主动脉内膜破裂，血液进入主动脉壁中层，导致主动脉壁分层，形成夹层。主动脉是人体最大的动脉，负责将心脏的血液输送到全身。当主动脉内膜破裂，血液进入主动脉壁中层，导致内外膜分离，形成血肿，称为主动脉夹层。

2.高血压与主动脉夹层的关系

主动脉夹层极为凶险，早期死亡率极高，而高血压是发生主动脉夹层最为重要的危险因素。据报道，50.1%~75.9%的主动脉夹层患者有高血压病史。

（1）动脉硬化

高血压可导致动脉壁变厚、变硬，动脉弹性减弱，动脉壁更容易发生损伤。

（2）内膜破裂

在高血压的持续压力下，动脉内膜容易破裂，血液进入动脉壁中层，导致夹层形成。

（3）夹层扩展

血液进入动脉壁中层后，沿着动脉延伸，形成血肿，进一步压迫动脉，导致血流阻塞。

陈先生出现的胸背部撕裂样疼痛是主动脉夹层的典型症状，疼痛剧烈，并伴有呼吸困难和头晕。此时，检查可发现李先生的双臂血压不一致，这是主动脉夹层的一个重要体征。CT扫描可以清晰显示李先生的主动脉内膜破裂，血液进入动脉壁中层，形成夹层，明确诊断。主动脉夹层疾病急、进展快，需紧急治疗。

3.治疗方案

（1）急性期治疗

1）目标： 稳定病情，控制血压，防止夹层进一步扩展。

2）降压治疗： 使用拉贝洛尔等β受体阻滞剂，及硝普钠等血管扩张剂迅速降低血压，减轻主动脉壁压力。

3）镇痛治疗： 使用吗啡缓解剧烈疼痛，减少心脏负担。

4）监护治疗： 密切监测血压和心脏功能，防止并发症。

5）手术治疗： A型主动脉夹层（累及升主动脉）需行主动脉修复术来修复破裂的主动脉内膜，移除夹层，重建血流通道。在某些情况下，可以通过微创手术，放置支架覆盖破裂的内膜，恢复血流。

（2）长期管理

1）目标： 控制血压，预防再发夹层，改善生活质量。

2）药物治疗： 病情控制后，仍需长期降压治疗，推荐应用ACE抑制剂、ARB、β受体阻滞剂、CCB类降压药物来减轻动脉壁压力。

3）生活方式干预： 低盐、低脂饮食，适量运动，避免剧烈运动和情绪激动。

4）定期随访：定期进行CT或MRI检查，监测主动脉状况，及时发现和处理潜在问题。

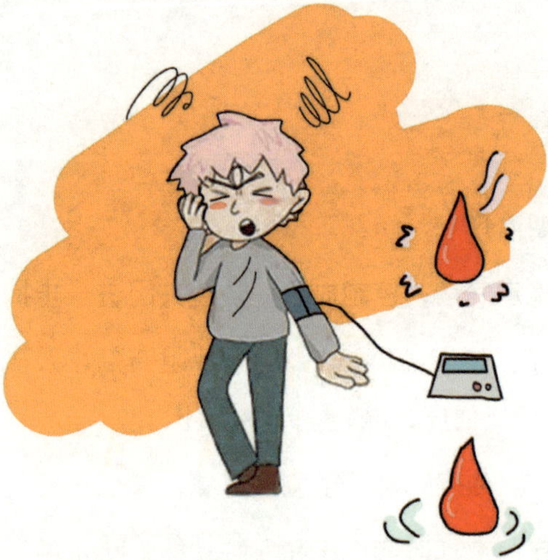

主动脉夹层的预防

（六）高血压合并糖尿病

1.什么是糖尿病？

案例：张女士，45岁，有10年的高血压病史和5年的2型糖尿病病史。她的血压长期控制不佳，常常超过150/90mmHg，而血糖水平也经常波动。最近，她出现了视力模糊和足部麻木的症状。

糖尿病是一种慢性代谢性疾病，特征是血液中的葡萄糖（血糖）水平过高。糖尿病主要分为两种类型，

1型糖尿病：由于胰岛素分泌不足，通常在儿童或青少年时期发病，需要终身胰岛素治疗。

2型糖尿病：由于胰岛素抵抗或分泌不足，多发于成年人，常与肥胖和不良生活习惯相关。

2.高血压与糖尿病的关系

（1）高血压与糖尿病的共同危险因素

高血压和糖尿病常常同时出现，它们共享许多共同的危险因素，如不健康的饮食、缺乏运动、肥胖和遗传易感性。这些因素不仅增加了患病风险，还会相互作用，加重病情。

1）不健康的饮食：高盐、高糖、高脂肪饮食会导致肥胖、高血压和胰岛素抵抗。

2）缺乏运动：缺乏运动会导致肥胖和胰岛素抵抗，增加高血压和糖尿病的风险。

3）肥胖：肥胖是高血压和2型糖尿病的重要危险因素，特别是腹型肥胖。

4）遗传易感性：家族中有高血压或糖尿病史的人，患病风险更高。

（2）高血压与糖尿病的相互影响

高血压和糖尿病之间存在复杂的相互影响关系。高血压会加重糖尿病的并发症，而糖尿病会增加高血压的发病率和严重程度。

1）高血压加重糖尿病并发症：高血压会损害血管内皮，加速动脉粥样硬化，增加糖尿病患者发生心血管疾病、肾病和视网膜病变的风险。

2）糖尿病增加高血压发病率：糖尿病会导致胰岛素抵抗和高胰岛素血症，增加血压。同时，高血糖会损害血管和肾脏，进一步加重高血压。

张女士出现视力模糊和足部麻木等症状，可能是高血压和糖尿病共同作用的结果。若病情进一步发展，可能会出现慢性肾病、失明、伤口溃烂，甚至坏疽等严重并发症。

3.治疗方案

（1）综合治疗目标

1）控制血压：高血压合并糖尿病的患者，血压应控制在130/80mmHg以下，以减少心血管并发症风险。

控制血糖：合并高血压的糖尿病患者，应将空腹血糖控制在7mmol/L以下，餐后血糖应小于10mmol/L，糖化血红蛋白应小于7%。若患者年龄尚轻，病程较短，预期寿命较长，无低血糖风险，那么其血糖控制要更加严格，空腹血糖应小于6mmol/L，餐后血糖小于8mmol/L，糖化血红蛋白小于6%，更有利于预防糖尿病并发症。

（2）降压治疗

1）单药治疗：高血压合并糖尿病患者的首选降压药物是ACEI或ARB类药物。ACEI和ARB类药物对糖尿病肾病有保护作用，能减少蛋白尿，延缓肾功能衰竭。

2）联合用药方案

①ACEI+CCB：如氨氯地平贝那普利片适用于需要进一步控制血压的患者，增加疗效，减少单药副作用。

②ARB+CCB：对ACEI不耐受的患者，可选择如缬沙坦氨氯地平片等药物治疗。

3）不宜应用的降压药物

①β受体阻断剂：如美托洛尔，因为糖尿病患者在治疗过程中，可能会出现低血糖反应。主要表现为交感神经兴奋、相关心率增快、心动过速、血压升高等。β受体阻断剂作为交感神经阻断剂，会掩盖上述相关表现，以及掩盖低血糖发作的情况，可能导致严重不良结局。

②利尿剂：如氢氯噻嗪，可引发糖代谢异常，加重糖尿病发生、发展，促进糖耐量减低，向糖尿病转化。因其可影响糖代谢，故高血压合并糖尿病患者，应予以回避应用。

（3）降糖治疗

1）二甲双胍：降低肝脏葡萄糖生成，增加外周组织对胰岛素的敏感性。作为2型糖尿病的一线药物，适用于合并高血压的患者。二甲双胍对心血管有保护作用，不易引起低血糖，且对体重影响较小。

2）磺脲类：如格列本脲、格列吡嗪、格列齐特等，能够刺激胰岛β细胞分泌胰岛素，降低血糖。可用于高血压患者，但需注意可能引起低血糖和体重增加，对心血管有一定风险。

3）噻唑烷二酮类：如吡格列酮、罗格列酮等，能增加外周组织对胰岛素的敏感性，降低血糖。可用于高血压患者，但需注意体液潴留和体重增加，心衰患者应避免使用。

4）DPP-4抑制剂：如西格列汀、沙格列汀、利格列汀等，通过抑制二肽基肽酶-4，增加胰岛素分泌，减少胰高血糖素分泌。适用于高血压患者，心血管中性，不引起低血糖和体重增加。

5）GLP-1受体激动剂：如利拉鲁肽、艾塞那肽、度拉糖肽等，能模拟胰高血糖素样肽-1，增加胰岛素分泌，减少胰高血糖素分泌，减轻体重。适用于高血压患者，对心血管有保护作用，特别适合超重或肥胖的糖尿病患者。

6）SGLT-2抑制剂：如达格列净、恩格列净、卡格列净等，能通过尿液排泄葡萄糖，降低血糖。适用于高血压患者，对心脏和肾脏有保护作用，特别适合伴有心血管疾病的糖尿病患者。

7）α-糖苷酶抑制剂： 如阿卡波糖、米格列醇等，能延缓碳水化合物的消化吸收，降低餐后血糖。可用于高血压患者，但效果较弱，常作为辅助药物。

8）胰岛素： 包括短效胰岛素、速效胰岛素和长效胰岛素，可直接降低血糖，替代或补充体内胰岛素。适用于需要严格血糖控制的患者，可与其他降糖药物联合使用。

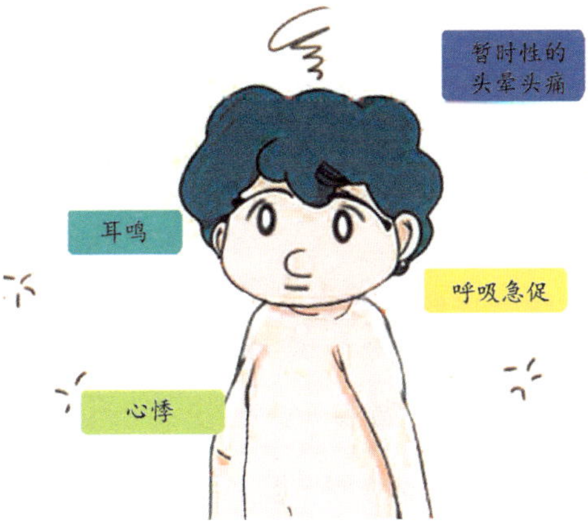

高血压合并糖尿病的治疗目标

（七）高血压合并慢性肾病

1.什么是慢性肾病?

案例：冯先生，55岁，有15年的高血压病史，平时血压控制不佳，常常超过160/100mmHg。最近几个月，他感到疲劳、夜间尿频、食欲不振，体检发现血肌酐和尿蛋白水平升高，确诊为慢性肾病。

慢性肾病（CKD）：是指肾脏功能逐渐下降，时间超过3个月。常见原因包括糖尿病、高血压、肾小球肾炎等。慢性肾病会导致肾脏无法正常排出废物和多余的水分，影响电解质平衡，最终可能发展为终末期肾病，需要透析或肾移植。

2.高血压与慢性肾病的关系

（1）高血压导致慢性肾病

长期高血压会造成肾小球和肾小动脉的持续损伤，导致肾脏供血不足，进而使得肾脏功能逐渐下降，发展为慢性肾病。具体损伤机制包括：

1）肾小动脉硬化：高血压使肾小动脉变硬、变窄，影响肾脏的血液供应。

2）肾小球受损：高血压导致的高压力会损伤肾小球，影响其过滤功能，导致蛋白尿。

（2）慢性肾病加重高血压

慢性肾病反过来也会进一步加重高血压，具体机制如下：

1）盐和水分潴留：肾功能下降导致肾脏无法有效排出体内的盐和水分，增加血容量，导致血压升高。

2）RAAS系统激活：慢性肾病会激活RAAS系统，导致血管收缩和血压升高。

3）恶性循环：高血压加重肾脏损伤，肾脏损伤进一步加重高血压，形成恶性循环。

张先生长期血压控制不佳，导致肾功能下降，体内废物堆积，就会出现疲劳和食欲不振等症状。由于肾脏浓缩尿液能力下降，所以张先生会感觉夜间尿频。此时，肾小球损伤导致滤过率下降，就会出现尿蛋白增多的情况。

总而言之，高血压与慢性肾病之间有着密切的关系，长期未控制的高血压会导致肾小动脉硬化和肾小球受损，最终发展为慢性肾病。而慢性肾病又会加重高血压，形成恶性循环。

3.治疗方案

（1）综合治疗目标

1）控制血压：将血压控制在130/80mmHg以下，以减轻肾脏负担，延缓慢性肾病的进展。

2）保护肾功能：延缓肾功能下降，减少蛋白尿，预防并发症。

3）改善生活质量：通过药物治疗和生活方式干预，提高患者的生活质量。

（2）药物治疗

1）单药治疗

①ACEI：对于高血压合并慢性肾病患者，应优先使用ACEI类降压药，它对糖尿病肾病和非糖尿病肾病均有保护作用，能延缓肾功能衰竭。

②ARB：ARB也可起到对糖尿病肾病和非糖尿病肾病的保护作用。主要适用于不能耐受ACEIs干咳副作用的患者。

③CCB：主要为二氢吡啶类，如氨氯地平等，此类药物对肾功能无明显不良影响，可适用于血压控制不佳的患者。

2）降压联合用药方案

①ACEI+CCB：如赖诺普利氨氯地平片，两种药物联合使用可增加疗效，减少单药副作用。

②ARB+CCB：如缬沙坦氨氯地平片，对ACEI不耐受的患者，可选择ARB与CCB联合使用。

（3）透析治疗

1）**适应证：**当慢性肾病进展到终末期肾病（肾功能丧失90%以上），无法通过药物控制时，需要进行透析治疗。

2）**透析类型**

①**血液透析：**通过机器过滤血液中的废物和多余的水分，每周进行3次，每次持续4小时。

②**腹膜透析：**通过腹膜进行过滤，每天进行多次，更加灵活，适合家庭治疗。

3）**透析目标**

①**维持生命：**清除体内废物，维持电解质平衡。

②**改善生活质量：**减轻症状，维持日常生活能力。

（4）生活方式干预

1）**饮食控制：**每天盐摄入量不超过5克，减少体内盐和水分潴留。

2）适当限制蛋白质摄入，减轻肾脏负担；避免高钾食物，如香蕉、橙汁等，防止高钾血症。

3）**体重管理：**合理饮食，适量运动，保持健康体重，减轻心脏和肾脏负担。

4）**戒烟限酒：**逐渐减少烟酒摄入量，或寻求专业帮助，保护心血管和肾脏健康。

5）适量运动：每天进行30分钟的中等强度运动，如步行、游泳等，改善整体健康状况。然而，老年人一定要选择适合自己身体情况的运动项目，避免过度劳累。

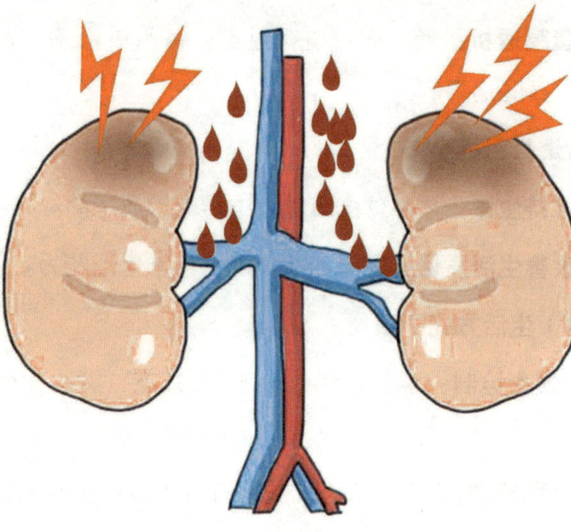

高血压与慢性肾病

（八）高血压合并高脂血症

1.什么是高脂血症？

案例：孟女士，50岁，有10年的高血压病史，平时血压控制不佳，常常超过150/90mmHg。最近体检发现孟女士的血脂水平也异常升高，总胆固醇和低密度脂蛋白胆固醇（LDL-C）均超标。

高脂血症是指血液中的脂质水平异常升高，主要包括低密度脂蛋白胆固醇（LDL-C）、总胆固醇、甘油三酯等。高脂血症会增加动脉粥样硬化的风险，从而引发心血管疾病。

2.高血压与高脂血症的关系

（1）高血压和高脂血症的共同危险因素

高血压和高脂血症常常同时存在，它们有许多共同的危险因素，如不健康的饮食、缺乏运动、肥胖和遗传易感性。这些因素不仅增加了患病风险，还会相互作用，加重病情。

1）不健康的饮食：高盐、高脂肪、高糖饮食会导致肥胖、高血压和高脂血症。

2）缺乏运动：缺乏运动会导致体重增加和胰岛素抵抗，增加高血压和高脂血症的风险。

3）肥胖：肥胖是高血压和高脂血症的重要危险因素，尤其是腹型肥胖。

4）遗传易感性：家族中有高血压或高脂血症史的人，患病风险更高。

（2）高血压和高脂血症的相互影响

高血压和高脂血症之间存在复杂的相互影响关系。高血压会加重高脂血症的并发症，而高脂血症会增加高血压的发病率和严重程度。

1）高血压加重动脉粥样硬化：高血压会增加动脉壁的压力，促进动脉粥样硬化斑块的形成和破裂，增加心血管疾病的风险。

2）高脂血症增加血管阻力：高脂血症会导致动脉粥样硬化，增加血管阻力，从而升高血压。

3）心血管疾病的双重风险：同时患有高血压和高脂血症会显著增加心脏病和中风的风险。

3.治疗方案

（1）综合治疗目标

1）控制血压：如患者能耐受，应尽量将血压控制在130/80mmHg以下，以减少心血管疾病的风险。

2）降低血脂：将低密度脂蛋白胆固醇（LDL-C）水平控制在目标范围内，减少动脉粥样硬化的风险。

3）保护心血管健康：通过药物治疗和生活方式干预，减少心血管事件的发生，提高生活质量。

（2）药物治疗

1）降压药物的选择。

2）在高血压合并高脂血症患者中，降压药物的选择应考虑对心血管系统的保护作用。

3）ACEI/ARB：ACEI和ARB对心血管具有强大的保护作用，故同样是高血压合并高脂血症患者的首选药物。

4）CCB：如氨氯地平，其降压效果显著，同样具有心血管保护作用。

5）β受体阻滞剂：如美托洛尔，适用于有快速心律失常的高血压患者，该药也可以改善心室重塑。

6）当患者单药控制不佳时，可选择使用单药复方制剂联合治疗，如ACEI/ARB+CCB、ACEI/ARB+利尿剂。

7）降脂药物的选择。

8）在高脂血症患者中，降脂药物的选择应优先考虑降低低密度脂蛋白胆固醇（LDL-C）水平，保护心血管健康。

9）他汀类药物：如阿托伐他汀、瑞舒伐他汀是治疗高脂血症的首选药物，对心血管有保护作用。部分患者的肌酸激酶可能升高，导致出现肌肉疼痛，还有部分患者会出现肝功能异常。

10）**依折麦布：**可以抑制肠道对胆固醇的吸收，降低LDL-C水平。可与他汀类药物联合使用，进一步降低LDL-C水平。

11）降脂联合用药方案。

12）**阿托伐他汀+依折麦布：**二者联合使用增加降脂效果，适用于LDL-C控制不佳的患者。

13）**阿托伐他汀+考来替泊：**考来替泊为胆酸螯合剂，可通过肠道排泄胆酸，降低LDL-C水平。适用于需要进一步降低LDL-C水平的患者。

（3）长期管理

1）**血压监测：**定期测量血压，确保控制在目标范围内。

2）**血脂监测：**每3～6个月检查一次血脂水平，评估心血管健康状况。

3）**肝功能监测：**使用他汀类药物时需定期检查肝功能，确保安全。

4）**心血管评估：**定期进行心电图和超声心动图等检查，评估心血管健康。

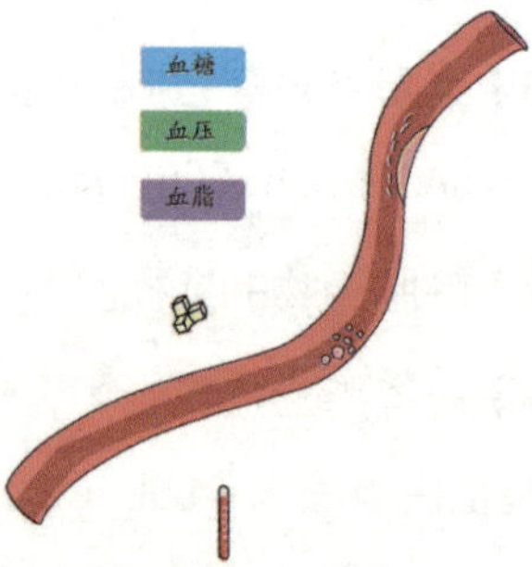

高血压与高血脂

（九）高血压合并尿酸血症和痛风

1.什么是高尿酸血症和痛风？

案例：刘先生，50岁，有10年的高血压病史，平时血压控制不佳，常常超过150/90mmHg，平时喜欢吃肉类、海鲜等食物，常常饮酒。最近几个月，他开始出现夜间关节疼痛，尤其是大脚趾关节。体检发现他的尿酸水平明显升高，确诊为高尿酸血症和痛风。

高尿酸血症是指血液中的尿酸水平高于正常范围。尿酸是嘌呤代谢的终产物，嘌呤存在于许多食物中。尿酸过高会在关节中形成结晶，导致关节疼痛和炎症。

痛风是一种由尿酸结晶沉积在关节内引起的炎症性疾病。常见症状包括突然的、剧烈的关节疼痛、红肿和发热，通常发生在大脚趾关节。

2.高血压与高尿酸血症和痛风的关系

（1）高血压与高尿酸血症的共同危险因素

高血压和高尿酸血症有许多共同的危险因素，如不健康的饮食、缺乏运动、肥胖和遗传易感性。这些因素不仅增加了患病风险，还会相互作用，加重病情。

1）不健康的饮食：高盐、高嘌呤饮食会导致高血压和高尿酸血症。

2）缺乏运动：缺乏运动会导致体重增加和胰岛素抵抗，增加高血压和高尿酸血症的风险。

3）肥胖：肥胖是高血压和高尿酸血症的重要危险因素，尤其是腹型肥胖。

4）遗传易感性：家族中有高血压或高尿酸血症史的人，患病风险更高。

（2）高血压与高尿酸血症和痛风的相互影响

高血压和高尿酸血症之间存在复杂的相互影响关系。高血压会加重高尿酸血症的并发症，而高尿酸血症会增加高血压的发病率和严重程度。

1）高血压加重尿酸排泄障碍：高血压影响肾脏功能，减少尿酸排泄，导致尿酸水平升高。

2）高尿酸血症加重血管损伤：高尿酸血症导致尿酸结晶在血管壁沉积，增加血管阻力，升高血压。

3）痛风发作与高血压管理：痛风发作时使用的一些药物，如非甾体抗炎药（布洛芬等），可能会影响血压控制，使得高血压管理更加复杂。

3.治疗方案

（1）降压治疗

1）ARB：高血压合并高尿酸或痛风的患者，降压药物首选氯沙坦或阿利沙坦酯，这两种药物在降压的同时，还具有降低尿酸的作用。然而，同为ARB类药物，替米沙坦、坎地沙坦、奥美沙坦、阿齐沙坦、美阿沙坦却会升高尿酸，应避免使用。

2）ACEI：赖诺普利的靶作用具有双重性，既可降低血压，也可降低尿酸，从而有可能阻断了血压和血尿酸之间的因果关系链。

3）CCB：如拜新同或氨氯地平等CCB类药物，对于尿酸的影响较小，如果患者应用这类降压药物而尿酸又比较重的患者，则需要应用降尿酸的药物。

4）避免应用的药物：噻嗪类利尿剂可能增加尿酸水平，应避免使用或谨慎使用。

（2）降尿酸治疗

1）黄嘌呤氧化酶抑制剂：如别嘌醇、非布司他等，能通过抑制黄嘌呤氧化酶，减少尿酸的生成，仅用于治疗高尿酸血症和预防痛风发作。可发生皮疹、胃肠不适、肝功能异常等不良反应。

2）丙磺舒：能通过增加尿酸的肾脏排泄，降低血液中的尿酸水平。适用于治疗高尿酸血症，但不适用于肾功能严重受损的患者。可出现胃肠不适、皮疹，增加肾结石风险等。

3）苯溴马隆：通过抑制肾小管对尿酸的重吸收，增加尿酸排泄。可能出现肝功能异常、胃肠不适等不良反应。

（3）痛风发作治疗

1）秋水仙碱：通过抑制微管聚合，减少炎症反应，用于痛风急性发作时缓解症状，可出现胃肠不适、腹泻、恶心等不良反应。

2）非甾体抗炎药：如布洛芬、萘普生，通过抑制环氧合酶，减少前列腺素的生成，缓解疼痛和炎症。可用于痛风急性发作时缓解疼痛，但需谨慎使用以避免影响血压控制。

（4）生活方式干预

1）健康饮食：低盐、低嘌呤饮食，增加蔬菜和水果摄入，避免高嘌呤食物如红肉和海鲜。

2）体重管理：适当运动，保持健康体重，减少腹部脂肪，降低尿酸水平。

3）戒烟限酒：避免烟酒，特别是啤酒，保护心血管和肾脏健康。

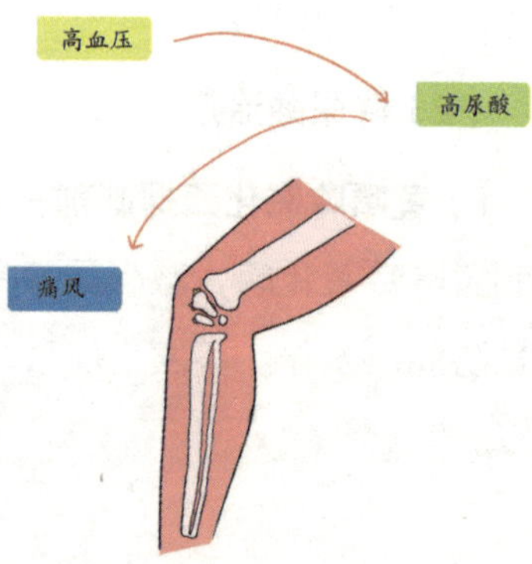

高血压与痛风

（十）高血压合并慢性阻塞性肺疾病（COPD）

1.什么是慢性阻塞性肺疾病？

案例：张女士，65岁，有15年的高血压病史，平时血压控制尚可，但近年来因吸烟史和长期咳嗽确诊为COPD。她的主要症状包括持续咳嗽、呼吸急促和体力活动受限。最近几个月，她感觉到心悸和呼吸更加困难，血压也开始不稳定。

慢性阻塞性肺疾病（COPD）：是一种慢性炎症性肺病，导致气流受限。主要包括慢性支气管炎和肺气肿。COPD的主要症状是持续的咳嗽、痰多、呼吸急促，尤其是在体力活动时。吸烟是COPD的主要风险因素。

2.高血压与COPD的关系

（1）共同的危险因素

高血压和COPD有许多共同的危险因素，如吸烟、不健康的饮食、缺乏运动和遗传易感性。这些因素不仅增加了患病风险，还会相互作用，加重病情。

1）吸烟：吸烟是COPD的主要原因，也是高血压的重要风险因素。长期吸烟会损害肺部和血管，导致COPD和高血压。

2）不健康的饮食：高盐、高脂肪饮食会导致高血压，而营养不良会增加COPD的严重程度。

3）缺乏运动：缺乏运动会导致体重增加，增加高血压和COPD的风险。

（2）高血压与COPD的相互影响

高血压和COPD之间存在复杂的相互影响关系。高血压会加重COPD的并发症，而COPD会增加高血压的发病率和严重程度。

1）高血压对COPD的影响

①影响肺血管：高血压会导致肺动脉压力增加，进一步损害肺功能。

②加重心脏负担：高血压使心脏需要更大力度泵血，加重心脏负担，导致心功能不全，从而影响肺功能。

2）COPD对高血压的影响

①缺氧：COPD导致的慢性缺氧会刺激身体释放更多的血管收缩物质，如肾素和血管紧张素，导致高血压。

②炎症反应：COPD的慢性炎症反应会增加全身的炎症负担，促进高血压的发展。

3.治疗方案

（1）综合治疗目标

1）控制血压：应将血压控制在130/80mmHg以下，以减少心血管并发症风险。

2）缓解COPD症状，改善肺功能，减少呼吸困难。

（2）降压治疗

1）ACEI/ARB：如赖诺普利或缬沙坦等，可有效降低血压，保护心脏和肾脏，适用于轻中度高血压患者。

2）CCB：如氨氯地平，每日一次，起始剂量5mg，可根据需要调整。

3）慎用药物

①利尿剂：对于COPD患者，利尿剂的使用需谨慎。虽然利尿剂能有效降低血压，但它们可能会导致体液电解质失衡，特别是钾的丢失会造成低钾血症，这会加重COPD患者的呼吸困难和全身疲劳症状。常见的利尿剂如氢氯噻嗪和呋塞米，应在严密监测下使用。如果必须使用利尿剂，优先考虑钾保持利尿剂如螺内酯。

②非选择性β受体阻滞剂：非选择性β受体阻滞剂，如普萘洛尔，可能会加重COPD患者的呼吸困难。因为它们不仅影响心脏的β受体，还会影响支气管的β受体，导致支气管收缩。对于有COPD的患者，应优先选择β1选择性受体阻滞剂，如美托洛尔。

（3）COPD急性发作期治疗

急性加重期是指COPD症状突然恶化，通常需要加强治疗以缓解症状、预防并发症和降低死亡风险。急性期治疗的主要目标是迅速改善呼吸功能，减轻症状，并稳定病情。

1）迅速缓解气道阻塞

①短效支气管扩张剂：如沙丁胺醇和异丙托溴铵等，能迅速缓解支气管痉挛，改善呼吸困难。

②静脉应用糖皮质激素：如甲泼尼龙，用于减少气道炎症，降低病情恶化的风险。

2）改善氧合和呼吸支持

3）吸氧：给予患者持续低流量吸氧，确保血氧饱和度维持在88%～92%。

4）机械通气：对于严重缺氧或呼吸衰竭的患者，可能需要机械通气支持，包括无创通气或有创通气。

5）控制感染

①抗生素：如果急性加重期伴有细菌感染迹象，如发热、痰液增加且变黄或绿，根据痰培养及药敏结果或由医生决定应用哪种抗生素治疗，常用药物有青霉素、头孢、大环内酯类等。其他支持治疗。

②黏液溶解剂：如乙酰半胱氨酸，能帮助患者稀释和清除痰液。

(4) COPD稳定期治疗

稳定期是指患者症状相对稳定、无急性恶化的阶段。稳定期治疗的目标是减少症状、改善生活质量、减少急性发作的频率和严重程度。

1)长期维持气道通畅

①**长效支气管扩张剂：**如噻托溴铵和沙美特罗，用于维持气道开放，减少症状。

②**吸入性糖皮质激素：**如布地奈德和氟替卡松，用于减少气道炎症，常与长效β2激动剂联合使用。

③**复合制剂：**如沙美特罗/氟替卡松（舒利迭）、福莫特罗/布地奈德（信必可）等，联合使用长效β2激动剂和吸入性糖皮质激素，提高疗效，减少急性发作频率。

(5)生活方式干预

1)**戒烟：**戒烟是控制COPD和高血压的关键。张女士应寻求专业帮助，逐步戒烟，保护肺和心脏健康。

2)**健康饮食：**低盐、低脂饮食，增加蔬菜和水果摄入，保持营养均衡。

3)**规律运动：**根据医生建议进行适量的有氧运动，如步行，帮助控制体重和改善心肺功能。

4)**呼吸训练：**进行呼吸训练和康复锻炼，增强肺功能，缓解呼吸困难。

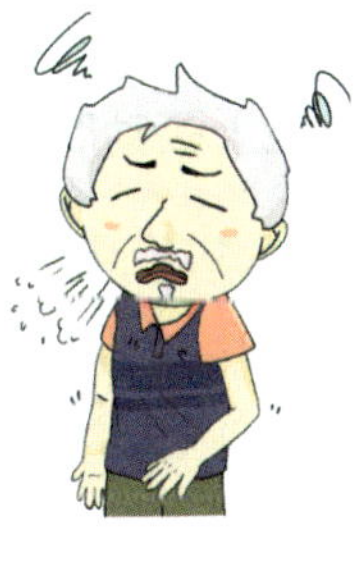

COPD

（十一）高血压合并外周动脉疾病

1.什么是外周动脉疾病?

案例：李先生，60岁，有10年的高血压病史，平时血压控制不佳，经常超过150/90mmHg。最近一年，他开始感觉到腿部疼痛，特别是在行走时疼痛加剧，需要休息才能缓解。体检发现他的足背动脉搏动减弱，确诊为下肢动脉闭塞症。

外周动脉疾病是指四肢动脉狭窄或阻塞，导致血流减少。其主要原因是动脉粥样硬化，即动脉内壁脂肪沉积，形成斑块。外周动脉疾病主要包括以下几种：

（1）下肢动脉疾病

下肢动脉疾病（如下肢动脉闭塞症），是最常见的外周动脉疾病类型，常影响腿部的动脉。主要症状包括腿部疼痛、行走困难和肢体发凉。严重时可导致间歇性跛行和休息痛，甚至溃疡和坏疽。

（2）颈动脉疾病

涉及供应大脑的颈动脉狭窄或阻塞，可导致脑供血不足，增加中风的风险。常见症状包括突发性视力丧失、言语困难和身体一侧的无力或麻木。

（3）上肢动脉疾病

相对较少见，但也可能由于高血压引发动脉粥样硬化，导致上肢动脉狭窄或阻塞。主要症状包括手臂的疼痛、无力和发凉，尤其是在使用手臂时症状加重。

（4）锁骨下动脉盗血综合征

锁骨下动脉盗血综合征是指锁骨下动脉近端发生严重狭窄或闭塞，导致血流从椎动脉“被盗”进入锁骨下动脉供血远端，造成脑供血不足的一种病理现象。这种病变通常发生在左侧，但也可能发生在右侧。患者会出现患肢的疼痛、苍白、冰冷、无力或麻木，严重时可出现溃疡或坏疽，以及双上肢血压压差增大。

（5）腹主动脉瘤

腹主动脉瘤是腹部主动脉壁的局部膨胀，常与高血压有关。高血压会增加动脉壁的压力，促进动脉瘤的形成和扩张。腹主动脉瘤可能无症状，但如果动脉瘤破裂，可能会导致致命的大出血。症状包括突发的腹部或背部剧痛、低血压和昏厥。

2.高血压与外周动脉疾病的关系

（1）共同的危险因素

高血压和外周动脉疾病有许多共同的危险因素，如吸烟、不健康的饮食、缺乏运动和遗传易感性。这些因素不仅增加了患病风险，还会相互作用，加重病情。

1）吸烟：吸烟是外周动脉疾病和高血压的重要风险因素，损害血管内壁，促进动脉粥样硬化。

2）不健康的饮食：高盐、高脂饮食会导致高血压，而高脂饮食会促进动脉粥样硬化，增加外周动脉疾病风险。

3）缺乏运动：缺乏运动会导致体重增加，增加高血压和外周动脉疾病的风险。

4）遗传易感性：家族中有高血压或外周动脉疾病史的人，患病风险更高。

（2）高血压与外周动脉疾病的相互影响

高血压和外周动脉疾病之间存在复杂的相互影响关系。高血压会加重外周动脉疾病的病情，而外周动脉疾病也会增加高血压的发病率和严重程度。

1）高血压对外周动脉疾病的影响：高血压会增加血管内壁的压力，促进脂肪沉积，形成动脉斑块。同时，高血压还会加速动脉斑块的破裂，导致血管狭窄或阻塞。

2）外周动脉疾病对高血压的影响：外周动脉疾病导致的血管狭窄和阻塞会增加外周血管阻力，导致血压升高。此外，患者由于腿部疼痛和行走困难，导致运动量减少，进而影响体重控制和血压管理。

3.治疗方案

（1）综合治疗目标

1）控制血压：通常要将血压降至在140/90mmHg以下，以减少心血管并发症风险。

2）抗动脉硬化治疗：延缓动脉硬化进程，改善外周动脉疾病症状，增加行走距离，改善生活质量。

（2）药物治疗

1）降压药物：推荐应用ACEI、ARB、CCB类药物，如贝那普利、缬沙坦、氨氯地平等。

2）抗血小板药物：如阿司匹林，100mg一次/日，能够减少血栓形成，预防动脉阻塞。

3）他汀类药物：如阿托伐他汀，20mg一次/晚，以降低胆固醇水平，稳定动脉斑块。

4）血管扩张剂：如西洛他唑，改善行走距离和减轻疼痛。

（3）手术治疗

1）介入手术：血管病变较为局限的患者，可通过介入手术植入支架，帮助开通血管，恢复血流。

2）外科手术：血管病变较重或较为广泛的患者，可行血管成形术、血管内膜切除术、血管搭桥术、动脉瘤切除术以及血管置换术等治疗。

（4）生活方式干预

1）戒烟：戒烟是控制外周动脉疾病和高血压的关键。

2）健康饮食：低盐、低脂饮食，增加蔬菜和水果摄入，保持营养均衡。

3）规律运动：根据医生建议进行适量的有氧运动，如步行，帮助控制体重和改善血管功能。

4）足部护理：由于外周动脉疾病患者的血液循环较差，故应特别注意足部护理，避免损伤和感染。

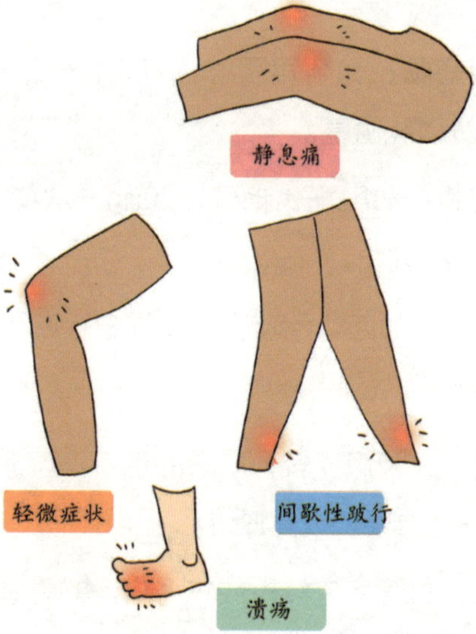

下肢动脉闭塞症

（十二）高血压合并脑血管疾病

1.什么是脑血管病?

案例1：周先生，65岁，有15年的高血压病史，长期血压控制不佳。一天早晨，他突然感觉右侧肢体无力，说话含糊不清，被家人紧急送往医院，确诊为脑出血。

案例2：李女士，70岁，有20年的高血压病史，未能有效控制，最高血压可达200/110mmHg。一天，她突然出现剧烈头痛，随后意识丧失，被紧急送往医院，影像学检查显示脑出血。

脑血管疾病主要包括脑梗死和脑出血。脑梗死是由于血管阻塞导致脑组织缺血、坏死；脑出血则是血管破裂导致脑组织出血。通过以上两个病例不难看出，高血压与脑血管疾病之间有着密切的关系。

2.高血压与脑血管病的关系

（1）高血压与脑梗死

高血压是脑梗死即缺血性卒中的主要危险因素之一。长期的高血压会导致动脉硬化，增加动脉粥样硬化斑块形成的风险。这些斑块可能脱落，形成血栓，阻塞脑部血管，导致脑梗死。

1）**动脉粥样硬化：**高血压会导致血管内壁的压力增加，促使脂肪、胆固醇和其他物质在血管壁沉积，形成动脉粥样硬化斑块。

2）**血栓形成：**动脉粥样硬化斑块破裂后，血小板和纤维蛋白在破裂处聚集，形成血栓。血栓脱落后，可能随血液流动到脑部，导致血管阻塞，引发脑梗死。

（2）高血压与脑出血

高血压是脑出血即出血性脑卒中的主要原因之一。长期的高血压会导致血管壁的损伤和微小动脉瘤的形成，增加血管破裂的风险，导致脑内出血。

1）**动脉瘤形成：**高血压会导致血管壁的结构改变和功能障碍，形成动脉瘤，即血管壁的薄弱点。

2）**血管破裂：**高血压增加血管内的压力，可能导致动脉瘤破裂或血管壁的其他脆弱部位破裂，导致脑出血。

3.治疗方案

（1）综合治疗目标

1）**控制高血压：**病情不稳定的患者不应过度、过快降压，病情稳定后应将血压控制在140/90mmHg以下，以减少进一步血管损伤的风险。

2）积极干预脑血管急性病变，改善症状。

3）提高生活质量，防止脑血管疾病再发。

（2）脑梗死急性期的治疗

1）脑动脉支架术：首选治疗，通过放置支架扩张狭窄的动脉，恢复血流。

2）溶栓治疗：应用溶栓药物，如阿替普酶将血栓溶解，恢复血流。仅适用于发病6小时内，出血风险较低的患者。

3）抗凝治疗：可给予肝素抗凝治疗，防止病情进一步恶化。

4）抗血小板药物：如阿司匹林、氯吡格雷等，保护缺血性脑损伤。

5）机械取栓术：适用于大血管闭塞的急性脑梗死患者，通过导管取出血栓，恢复血流。

6）降压治疗：急性脑梗死的血压管理指南明确指出，急性脑梗死发病后的72h以内，只要收缩压不超过220mmHg，可以不给予降压治疗。如果收缩压超过220mmHg，则可给予乌拉地尔、硝普钠等药物控制血压，将收缩压控制在220mmHg以下即可，不应将血压降得过低。同时，应避免使用尼群地平等短效的口服降压药。然而，如果准备静脉溶栓或者血管内治疗的患者，应将收缩压降至180mmHg。发病72h以后，如果患者的收缩压仍然超过140mmHg，则可以启动降压治疗，降压的幅度应控制在每周降低15%。降压药物首选长效降压药，比如苯磺酸氨氯地平、贝那普利、比索洛尔等等。

（3）脑梗死恢复期的治疗

1）降压治疗：ACEI、ARB、CCB、β受体阻滞剂等长效或缓释降压药物。

2）抗血小板药物：如氯吡格雷，每日一次，预防再次血栓形成。

3）他汀类药物：如阿托伐他汀，每晚一次，降低胆固醇水平，减少动脉粥样硬化斑块形成。

4）改善脑血管循环类药物：长春西汀、丁苯酞、银杏叶提取物等。

5）神经保护类药物：依达拉奉、神经节苷脂、脑蛋白水解物等。

6）抗凝药物：如伴有房颤等疾病的高危患者，可应用华法林、达比加群等抗凝药物来降低脑栓塞风险。

（4）脑出血急性期的治疗

1）降低颅内压：脑出血急性期之后，由于脑出血造成的占位效应会引起颅内压增高，应立即应用甘露醇来降低颅内压。

2）降压治疗：颅内压增高之后，为了保证脑组织供血、脑血管自动调节的反应，会引起血压反应性增高，如果血压升高会引起再出血的风险。因此需要对血压进行积极的控制，当收缩压≥180mmHg，舒张压≥105mmHg时，需要用药物控制，一般采用硝普钠或乌拉地尔静脉泵入。然而，应用降压药时宜缓慢，应将血压控制在160/100mmHg左右，以免过度降压破坏脑血管自动调节机制，进而导致低灌注或脑梗死。待患者病情稳定，可鼻饲或进食后改为口服降压药物治疗。

3）止血治疗：可应用维生素K1.氨基己酸、氨甲环酸等止血药物，帮助止血。

4）手术治疗：如果出血量较大，则需要给予手术治疗。如血肿清除术、去骨瓣减压术、血管栓塞术等，可以去除局部的血肿，降低颅内压，减少血肿对周围脑组织造成的损伤。

（5）脑出血恢复期的治疗

1）改善脑代谢的药物：如吡拉西坦片、胞磷胆碱钠胶囊、奥拉西坦胶囊等，这些药物对大脑有保护作用，可以促进脑细胞呼吸和改善脑组织代谢，改善大脑循环，因此对促进大脑神经功能恢复和苏醒有一定的作用，也可以起到营养和修复受损神经的作用。

2）降压药物：可选用CCB如氨氯地平等长效药物治疗；伴有肾脏疾病的患者应选用ACEI或ARB类药物；心率偏快的患者可联合应用β受体阻滞剂治疗。

3）扩张脑血管药物：如甲磺酸倍他司汀片、盐酸氟桂利嗪胶囊、尼莫地平片等药物，有助于扩张脑血管，改善脑供血不足的情况。

（6）康复治疗

1）物理治疗： 可以通过步态训练、上肢功能训练和日常活动能力训练等，恢复肢体功能，增加肌肉力量和协调性。

2）语言治疗： 包括言语表达、理解、书写和阅读训练，以恢复言语和语言功能。

3）作业治疗： 包括自我照顾、家庭管理和休闲活动训练，目标是恢复日常生活活动能力。

4）心理治疗： 通过认知行为疗法、支持性心理治疗和家庭支持，可以改善情绪状态，并减少抑郁和焦虑。

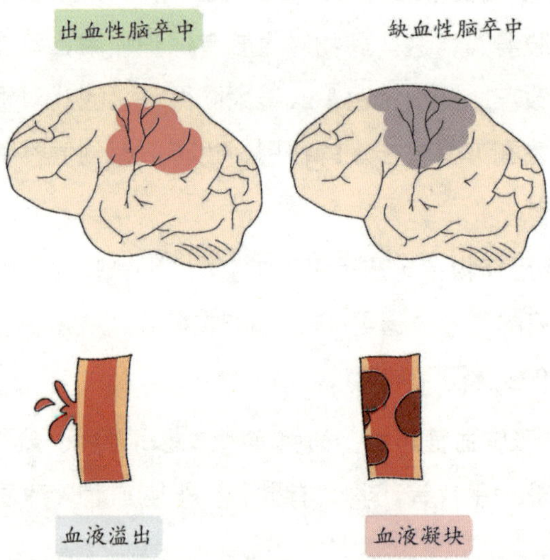

脑卒中

（十三）高血压合并代谢综合征

1.什么是代谢综合征?

案例：吴先生，58岁，有5年的高血压病史，BMI为30（肥胖），空腹血糖为6.5mmol/L（糖尿病前期），甘油三酯为2.5mmol/L，高密度脂蛋白胆固醇（HDL-C）为0.9mmol/L（低于正常）。他最近因为频繁头痛和疲劳前往医院检查，被诊断为代谢综合征。

代谢综合征是一组代谢紊乱的集合，包括高血压、高血糖、异常脂质代谢（高甘油三酯和低高密度脂蛋白胆固醇）和腹型肥胖。患有代谢综合征的人更容易患心血管疾病和2型糖尿病。

2.高血压与代谢综合征的关系

（1）相互促进

高血压和代谢综合征之间存在密切的相互作用关系。代谢综合征中的每个组成部分都可以促进高血压的发展，反之，高血压也可以加重代谢综合征的其他症状。

（2）胰岛素抵抗

胰岛素抵抗是代谢综合征的核心机制。胰岛素抵抗会导致胰岛素分泌增加，以维持正常的血糖水平。然而，这种代偿机制会引起高血压，因为胰岛素具有促使肾脏重吸收钠和水的作用，导致血容量增加，从而升高血压。

（3）代谢综合征与血管功能障碍

代谢综合征中的高血糖和异常脂质代谢会引起血管内皮功能障碍，增加血管阻力，促进高血压的发生。

3.治疗方案

（1）综合治疗目标

1）控制血压：应将血压控制在130/80mmHg以下。

2）控制血糖：关于血糖的控制，根据不同的人群，降糖目标是不一样的。如果是青年人，其空腹血糖应控制在6.0mmol/L以下或者更严格一些，餐后血糖要＜7.8mmol/L。如果是老年患者，则应将空腹血糖控制在7.0mmol/L以下，餐后血糖在10mmol/L以下。

3）降低甘油三酯：将甘油三酯控制在1.7mmol/L以下。

4）控制高密度脂蛋白胆固醇(HDL-C)：男性应大于1.0mmol/L；女性应大于1.3mmol/L。

5）降低腹围：男性＜102cm；女性＜88cm。

6）控制体重指数（BMI）：建议将BMI控制在18.5～24.9kg/m²范围内。

（2）降压治疗

首选ACEI或ARB类药物，血压控制不佳可联合其他类降压药物，进一步控制血压。

（3）降糖治疗

建议优先选用SGLT2抑制剂，如达格列净等药物，其不仅能够降低血糖，还有降压、减重、降尿酸及保护肾脏的作用。也可口服二甲双胍，注射胰岛素及利拉鲁肽等药物治疗。

（4）降脂治疗

一般选择他汀类药物，如阿托伐他汀，每晚一次，可有效降低血脂，增加HDL-C水平。若甘油三酯严重偏高，可考虑应用贝特类药物，如吉非贝齐片、苯扎贝特等，能有效降低甘油三酯，同时减少脂肪酸合成。不过，贝特类药物在患有胆囊疾病、严重肾功能不全或肾病综合征的人群中禁用。这类人群可以考虑应用鱼油类药物。

（5）减重治疗

应健康饮食，减少盐和饱和脂肪的摄入，增加蔬菜和水果的摄入；控制热量摄入来调控体重，减少肥胖对代谢综合征的影响；规律进行有氧运动，如步行、游泳，每周至少150分钟，帮助控制体重和改善胰岛素敏感性；注意戒烟，以减少烟草对血管的损害；避免过量饮酒，减少对肝脏和心血管系统的负担。若仅通过改善生活方式后体重仍然超重，可考虑通过手术治疗，达到减重目的。

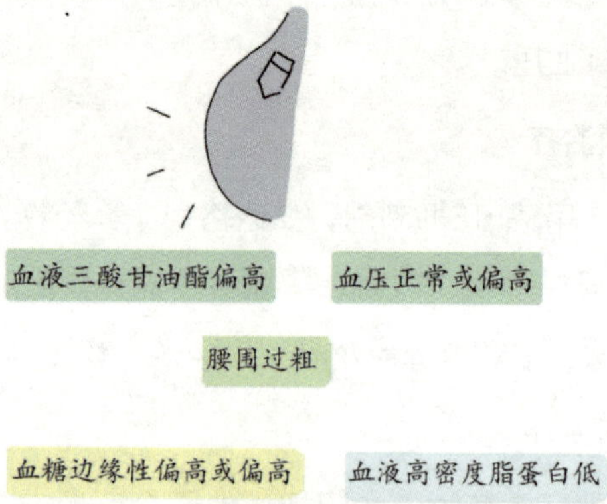

代谢综合征

（十四）高血压合并青光眼

1.什么是青光眼?

案例：沈女士，60岁，有15年的高血压病史，平时血压控制不佳。最近她感觉视力逐渐下降，尤其是周边视野模糊不清，于是前往眼科医院检查。经过详细的检查和视力测试，医生诊断她患上青光眼。

青光眼是一种由视神经损伤引起的眼科疾病，通常与眼内压升高有关。青光眼如果不及时治疗，可能会导致视力丧失甚至失明。青光眼主要分为开角型和闭角型两种类型。

2.高血压与青光眼的关系

（1）高血压对眼内压的影响

高血压会影响眼内的微血管系统，从而可能导致眼内压的升高。眼内压升高是青光眼的主要风险因素之一。

1）眼内压：眼内压是眼球内液体（房水）的压力。正常的眼内压有助于保持眼球的形状和功能，但过高的眼内压会压迫视神经，导致视神经损伤。

2）高血压与眼内压：高血压会导致眼内微血管的压力增加，从而增加房水的生成或减少房水的排出，最终导致眼内压升高。

（2）高血压与视神经的关系

高血压可能会引起视神经的血流不畅，导致视神经缺血和损伤。这种损伤与青光眼的病理过程相似。

1）视神经：视神经将视觉信息从眼睛传送到大脑，是视觉系统的重要组成部分。

2）高血压与视神经缺血：高血压引起的血管硬化和狭窄会导致视神经供血不足，视神经缺血会增加青光眼的风险。

3.治疗方案

（1）综合治疗目标

1）控制血压：一般应控制在140/90mmHg以下。

2）降低眼内压：早期应将眼内压控制在21mmHg以下，中期需要控制在15mmHg以下，晚期可能需要把眼压控制在10～12mmHg，以减缓视神经损伤，防止视力进一步下降。

3）保护视神经：通过药物和其他治疗手段保护视神经，防止视力进一步恶化。

（2）药物治疗

高血压合并青光眼的患者在选择降压药物时需要慎重选择，因为部分高血压的药物能引起青光眼的发作。而治疗青光眼的药物也可能会影响血压控制。

1）降血压的药物：首选β受体阻滞剂类的降压药，应避免使用硝苯地平、硝酸酯类等能够升高眼内压的降压药物。

2）治疗青光眼的药物

①拟胆碱能药物：如毛果云香碱、依色林眼药水，能使瞳孔收缩，增加房水排出，降低眼内压。局部用药对系统性血压影响较小，但可能引起瞳孔收缩和视物模糊等局部副作用。

②肾上腺素能受体阻断剂：如噻吗心安、贝他根、美开朗、贝特舒眼药水，能减少房水生成，降低眼内压。可能引起全身性

副作用，如心率减慢和血压降低，特别是在已经使用其他β受体阻断剂的高血压患者中，应谨慎使用。

③拟肾上腺素药物： 如阿法根眼药水，是一种α2受体激动剂，能减少房水生成，并增加葡萄膜巩膜途径的房水外流，从而降低眼内压。其可能引起血压降低和心率减慢，特别是在口服其他降压药物时应谨慎使用。

④前列腺素类药物： 如拉坦前列素、苏为坦、卢美根眼药水，可增加房水排出，降低眼内压。局部用药，系统性副作用较少，对血压影响不大。

⑤碳酸酐酶抑制剂： 如派立明眼药水，可通过抑制睫状体上皮细胞中的碳酸酐酶，减少房水生成，从而降低眼内压。局部应用的派立明对血压影响较小，但口服碳酸酐酶抑制剂（如乙酰唑胺）可能引起代谢性酸中毒和低钾血症，对血压有间接影响。

（3）手术治疗

如果使用药物治疗一段时间后，眼压高的情况还是一直没有得到改善，需要考虑手术治疗，比如周边虹膜激光术、激光小梁成形术、房角切开术、小梁滤过性手术、睫状体光凝术或通过植入引流装置，将房水引流至眼外，降低眼内压等。

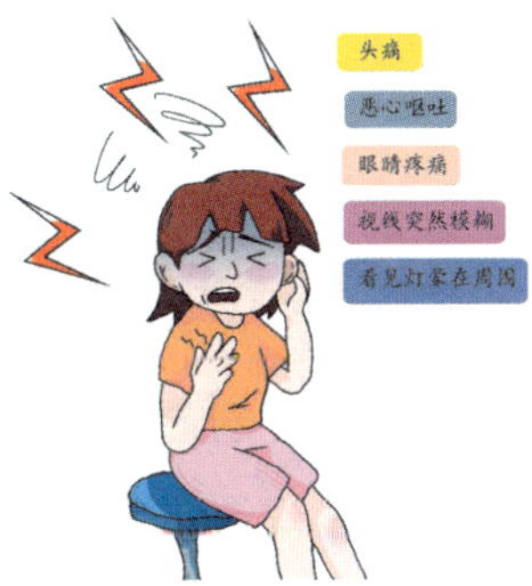
头痛
恶心呕吐
眼睛疼痛
视线突然模糊
看见灯晕在周围

青光眼

第五章 高血压的家庭急救预案

一、什么是家庭急救预案？

（一）家庭急救预案的目的

家庭急救预案是一套详细的计划，也是一项综合性、系统性的健康保障措施，用来在紧急情况下指导家庭成员如何迅速有效地进行急救处理，直到专业医疗人员到达或患者能够被送往医院。该预案的目的主要包括以下几个方面：

1.提高紧急反应能力

通过预先制定详细的急救计划，家庭成员在面对突发紧急情况时可以迅速作出反应，避免手忙脚乱，最大限度地保护患者的生命安全。如在高血压危象中，迅速识别症状并采取正确的急救措施，能够有效降低血压，减轻症状，防止病情恶化。

2.规范急救操作

提供标准化的急救流程和操作指南，能够确保急救措施的科学性和有效性，避免因操作不当而导致的二次伤害。如在急救过程中，明确各类药物的使用方法和剂量，避免因用药错误引发的风险。

3.保障患者安全

通过科学合理的急救措施，稳定患者病情，为后续的专业治疗赢得宝贵时间，减少因延误救治造成的不良后果。

4.增强家庭成员的自信心

通过培训和演练，家庭成员能够掌握基本的急救知识和技能，面对紧急情况时不再恐慌，能够冷静应对，提高急救的成功率。例如通过模拟演练，家庭成员能够熟悉急救流程和操作，增强在实际情况中有效处理的信心。

5.促进家庭健康管理

急救预案不仅包括紧急情况下的处理措施，还涵盖日常健康监测和管理，预防疾病的发生和发展，全面提升家庭健康水平。通过日常血压监测和健康生活方式的管理，可以有效预防高血压及其并发症的发生。

总而言之，通过详细的计划和规范的操作，不仅能够在紧急情况下保护患者的生命安全，还能够提升家庭成员的急救技能和自信心，促进家庭整体健康水平的提高。在高血压的家庭急救预案中，尤其需要注意血压的监测、急救药物的使用以及患者的心理护理等方面的内容。

（二）高血压患者家庭急救的重要性

1.及时干预的必要性

（1）快速识别和响应

高血压急症（如高血压危象）通常发作迅速，症状严重，如果不及时处理可能导致严重的并发症，如脑卒中、心肌梗死和急性肾衰竭。家庭急救能够在专业医疗人员到达前迅速识别和响应，防止病情恶化。

（2）争取治疗时间

急症发作后的最初几分钟至几十分钟被称为黄金急救时间，在这个时间内进行及时、正确的处理，可以显著降低并发症的风险，增加患者存活和恢复的机会。

（3）减轻患者痛苦

高血压急症会导致患者出现剧烈的头痛、恶心、呕吐、胸痛等症状，通过及时的家庭急救可以迅速缓解这些症状，减轻患者的痛苦，提高其耐受度。

2.家庭成员角色的关键性

（1）第一时间的响应者

在高血压急症发生时，家庭成员通常是第一时间接触患者的人，他们的迅速反应和正确处理对患者的预后至关重要。

（2）提供持续支持

在急救之后，家庭成员需要继续监测患者的病情，提供必要的护理，并随时准备再次采取急救措施。这样的持续支持可以有效防止病情反复和恶化。

（3）情感与心理支持

高血压急症不仅是生理上的挑战，患者还可能感到恐惧和焦虑。家庭成员的情感支持和心理安慰可以帮助患者保持冷静，减轻心理压力，有助于病情的稳定和康复。

总的来说，家庭急救的重要性体现在及时干预的必要性和家庭成员在急救过程中的关键角色。及时的家庭急救可以显著降低高血压急症的风险，争取宝贵的治疗时间，减轻患者的痛苦。同时，家庭成员作为第一响应者，不仅在急救中起到至关重要的作用，还通过持续的监测与护理、情感与心理支持，全面保障患者的健康和安全。

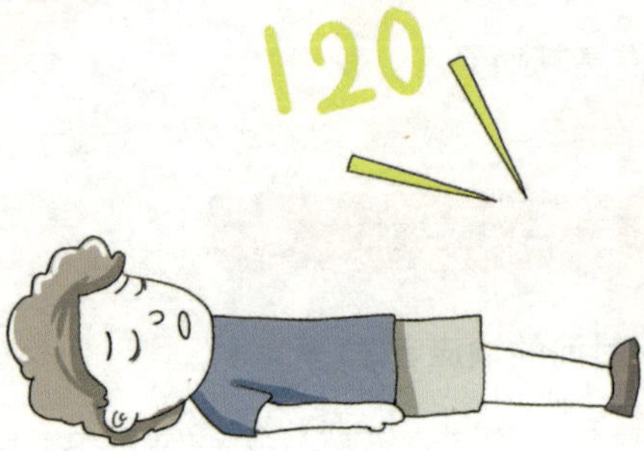

突发疾病怎么办?

二、家庭急救准备

(一)家庭急救物品的准备

家庭急救包的准备是应对突发急症的关键环节。一个完善的急救包不仅能够在紧急时刻提供必要的急救物品，还能帮助家庭成员迅速而有效地应对各种急症。

1.必备设备

（1）电子血压计：随时监测患者的血压水平，帮助判断病情变化和急救措施的效果。

（2）听诊器：用于听诊心肺声音，初步判断心肺功能状态。

（3）吸氧机：在患者出现呼吸困难时，提供氧气支持，缓解症状。

（4）指夹式脉搏血氧仪：监测血氧饱和度和脉搏，特别在呼吸困难时使用。

（5）血糖仪：监测血糖，能在出现低血糖症状时，第一时间了解到血糖情况，及时处理。

（6）体温计：测量体温，判断是否发热。

（7）急救箱：储存各种急救物品和药品，便于随时取用。

2.辅助工具

（1）备用电池：确保电子血压计和其他电子设备在紧急情况下可以正常使用。

（2）急救手册：提供详细的急救步骤和注意事项，帮助家庭成员正确实施急救措施。

（3）患者病历和药物记录：包括患者的病史、过敏记录、目前使用的药物等信息，便于在紧急情况下提供给医疗人员。

（二）家庭急救箱物品清单

1.急救物品

（1）纱布垫： 用于止血和包扎伤口。

（2）无菌敷料： 覆盖和保护伤口，防止感染。

（3）医用胶带： 固定敷料和绷带。

（4）弹性绷带： 提供压迫和支持，尤其用于扭伤和拉伤。

（5）碘伏消毒棉球： 用于清洁和消毒伤口。

（6）止血带： 用于严重出血时的临时止血。

（7）创可贴： 处理小伤口和擦伤。

（8）剪刀： 用于剪开衣物、绷带等。

（9）镊子： 取出异物或处理小伤口。

（10）无菌一次性手套： 保护急救人员和患者，防止交叉感染。

（11）冰袋： 用于急性扭伤、拉伤等的冷敷处理。

2.急救药品

（1）降压药物： 除患者每日常用的长效降压药物外，还应准备一种短效降压药物，如硝苯地平、卡托普利等。

（2）降糖药物：除患者每日常用的口服降糖药物外，可额外准备一支短效胰岛素笔。

（3）抗心绞痛药物

1）硝酸甘油片：舌下含服。

2）速效救心丸：舌下含服。

（4）抗血小板药物

1）阿司匹林肠溶片：100mg/片。

2）氯吡格雷片：75mg/片。

（5）50%葡萄糖：在患者发生低血糖时，可给予口服缓解症状。

一个全面的急救箱应包含上述内科和外科急救用品及药品，以便在各种紧急情况下提供必要的帮助。定期检查和更新急救箱中的物品，确保其随时处于可用状态，是家庭急救管理的重点所在。

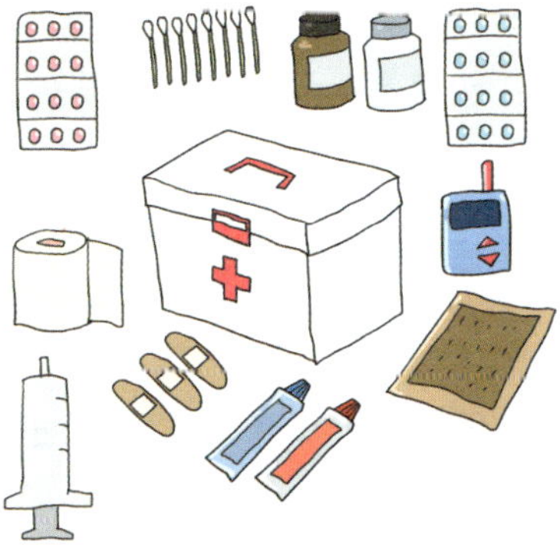

家庭急救箱

三、家庭急救预案

（一）突发头痛的应急处理

1.头痛的识别与评估

（1）识别头痛类型

1）高血压性头痛：常见于高血压患者，表现为持续性、搏动性头痛，常在后脑勺或额头部位。伴随高血压急症时，可能会出现剧烈头痛。

2）偏头痛：头痛常为一侧性，伴有恶心、呕吐和对光、声敏感。

3）紧张性头痛：表现为双侧头痛，感觉像有紧箍在头上，压力感强。

4）丛集性头痛：剧烈的单侧头痛，通常围绕眼睛区域，常伴有眼部充血和流泪。

5）其他原因：如颅内病变、感染、眼部疾病等可能引起的头痛。

（2）评估头痛严重程度

1）**轻度头痛：**可以忍受，日常活动不受太大影响。

2）**中度头痛：**头痛影响日常活动，需要休息和药物干预。

3）**重度头痛：**剧烈头痛，无法忍受，伴随其他症状，如呕吐、视力模糊等，需要紧急处理。

（3）病史和伴随症状

1）**病史：**了解患者是否有高血压病史、偏头痛史或其他相关疾病史。

2）**伴随症状：**评估是否有其他伴随症状，如恶心、呕吐、视力模糊、胸痛等，帮助判断头痛的严重性和可能原因。

2.急救步骤

（1）保持冷静，确保安全

1）**患者平卧或半卧位：**让患者平卧或半卧位，保持环境安静、舒适，避免刺激性因素。

2）**监测生命体征：**测量患者的血压、脉搏和呼吸频率，记录结果。

（2）初步处理

1）**冷敷：**在患者额头和后脑勺使用冷敷，可以缓解部分头痛症状。

2）温水泡脚：促进血液循环，帮助缓解头痛。

（3）缓解疼痛

1）按摩：轻轻按摩患者的太阳穴和颈部，缓解肌肉紧张。

2）深呼吸：指导患者进行深呼吸，放松身心，缓解焦虑。

（4）伴随症状的处理

1）喷射性呕吐：可能是高血压危象或颅内压增高的征兆。让患者侧卧，防止误吸。

2）头晕：可能是高血压急症或其他神经系统问题的征兆。让患者平卧，避免摔倒。

3.急救药物的使用

（1）血压骤然升高：可给予硝苯地平10mg舌下含服，用于快速降低血压。

（2）剂量控制：严格按照医生建议的剂量使用药物，避免过量。

（3）监测效果：使用药物后，持续监测患者的血压变化，评估药物效果。

4.何时寻求专业医疗帮助

（1）症状加重或无缓解

1）剧烈头痛持续：如果头痛持续加重或没有缓解，需尽快寻求专业医疗帮助。

2）伴随严重症状：如呕吐、视力模糊、胸痛、呼吸困难等，需要立即就医。

（2）无效的家庭急救

1）使用急救药物后，血压仍未控制。

2）经初步处理，症状无缓解。

（3）病情反复或不明原因

如果头痛频繁发作，且伴随其他不明原因的症状，需专业检查和治疗。

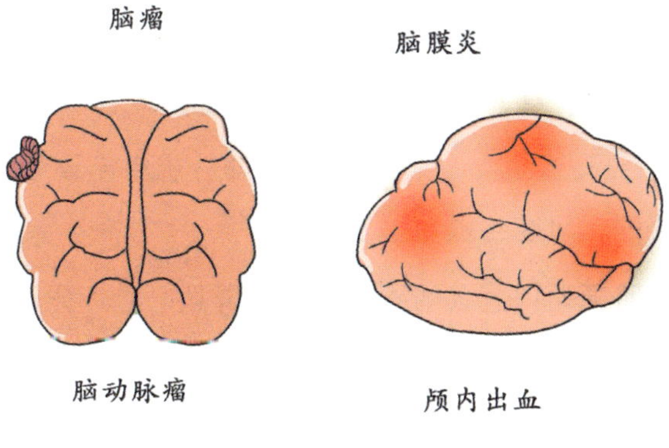

头痛的常见原因

（二）突发胸痛的应急处理

1.胸痛的识别与评估

（1）识别胸痛类型

1）心源性胸痛：常见于心绞痛和心肌梗死，表现为压迫性、紧缩性或烧灼样痛，常放射至左肩、左臂、下颌或背部，伴有出汗、呼吸困难、恶心等症状。

2）非心源性胸痛：可能由胃食管反流病、肋骨肌肉问题或肺部疾病引起，疼痛性质和部位各异，不一定伴随心血管症状。

（2）可能导致胸痛的疾病

1）心血管系统疾病

①心绞痛：冠状动脉供血不足导致心肌缺血，表现为压迫性或紧缩性胸痛，常在劳累或情绪激动时发作，疼痛一般持续5～10分钟，休息或服用硝酸甘油后可缓解。心绞痛引起的疼痛通常不会超过半小时，然而，若部分患者出现变异性心绞痛，疼痛时间可能会延长。

②心肌梗死：冠状动脉完全阻塞导致心肌坏死，表现为持续的剧烈胸痛，伴有出汗、呼吸困难、恶心、呕吐等症状，服用硝酸甘油不缓解。

③心包炎： 心包的炎症，表现为锐痛或压迫性胸痛，深呼吸、咳嗽或平卧时加重，坐起或前倾时减轻。

④主动脉夹层： 主动脉壁层分离，表现为突然发生的剧烈撕裂样胸痛，常放射至背部、腹部或下肢，伴有血压波动、晕厥等症状。

2）呼吸系统疾病

①肺栓塞： 肺动脉或其分支被栓子阻塞，表现为突发的剧烈胸痛，伴有呼吸困难、咳嗽、咯血等症状。

②气胸： 肺组织破裂导致空气进入胸膜腔，表现为突然的锐痛或压迫性胸痛，伴有呼吸困难、心跳加快等症状。

③肺炎： 肺组织的感染性炎症，表现为胸痛、发热、咳嗽、咳痰等症状。

3）消化系统疾病

①胃食管反流病： 胃内容物反流入食管，表现为胃灼热、胸骨后烧灼痛，进食后或平卧时加重。

②胃溃疡： 胃黏膜的局限性缺损，表现为上腹痛，进食后缓解或加重，可能伴有黑便或呕血。

③食管痉挛： 食管平滑肌异常收缩，表现为胸骨后锐痛或压迫性胸痛，常在吞咽时发生。

4）肌肉骨骼系统疾病

①肋骨骨折：胸部外伤引起肋骨断裂，表现为局部剧烈疼痛，咳嗽、深呼吸或体位变化时加重。

②胸壁肌肉拉伤：胸壁肌肉的急性损伤，表现为局部疼痛、压痛，活动时加重。

（3）评估胸痛严重程度

1）轻度胸痛：疼痛可忍受，持续时间短，活动后缓解。

2）中度胸痛：疼痛明显影响活动，持续时间较长，需要休息和药物干预。

3）重度胸痛：剧烈胸痛，无法忍受，伴随严重症状，如出汗、呼吸困难、意识模糊等，需要紧急处理。

（4）病史和伴随症状

1）病史：了解患者是否有冠心病、高血压、糖尿病等病史。

2）伴随症状：评估是否有其他伴随症状，如出汗、呼吸困难、恶心、呕吐、头晕等，帮助判断胸痛的严重性和可能原因。

2.急救步骤

（1）保持冷静，确保安全

1）患者平卧或半卧位：让患者平卧或半卧位，保持环境安静、舒适，避免任何不必要的活动。

2）监测生命体征： 测量患者的血压、脉搏和呼吸频率，记录结果。

（2）初步处理

1）放松： 指导患者放松，避免剧烈活动，减轻心脏负担。

2）含服硝酸甘油： 如果患者有硝酸甘油（如硝酸甘油片或速效救心丸），可舌下含服一片，等待几分钟观察效果。

3）抗血小板治疗： 若患者胸骨后疼痛伴左臂或背部或牙齿放射痛，持续不缓解，高度怀疑急性心肌梗死，可启动抗血小板治疗。给予患者阿司匹林300mg和氯吡格雷300mg，并指导其咀嚼后吞下。

（3）伴随症状的处理

1）恶心、呕吐： 让患者侧卧，防止误吸。可给予止吐药物，如甲氧氯普胺10mg或奥美拉唑20mg口服。

2）呼吸困难： 必要时使用吸氧机，给予氧气支持。

3）头晕、出汗： 让患者平卧，保持安静，避免剧烈活动。

（4）何时寻求专业医疗帮助

1）症状加重或无缓解

①剧烈胸痛持续： 如果胸痛持续加重或没有缓解，需尽快寻求专业医疗帮助。

②伴随严重症状： 如出汗、呼吸困难、恶心、呕吐、头晕、意识模糊等，需要立即就医。

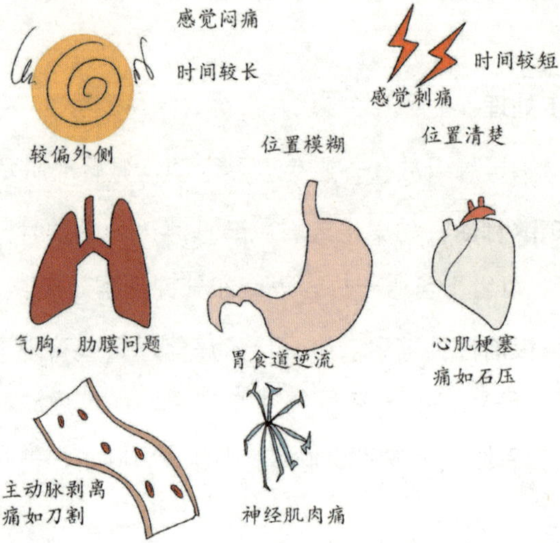

胸痛的常见原因

（三）突发呼吸困难的应急处理

1.呼吸困难的识别与评估

（1）识别呼吸困难类型

1）**急性呼吸困难：**突然发生的呼吸急促或困难，可能伴有胸痛、咳嗽、发绀（皮肤和黏膜呈现蓝紫色）等症状。

2）**慢性呼吸困难：**逐渐发展的呼吸困难，常见于慢性阻塞性肺疾病（COPD）、心力衰竭等疾病。

（2）可能发生的疾病

1）呼吸系统疾病

①**哮喘：**气道痉挛和炎症引起的呼吸困难，常伴有喘鸣音和咳嗽。

②**慢性阻塞性肺疾病（COPD）：**患者既往有COPD病史，感染是导致其急性发作的首要诱因，表现为气道阻塞导致的慢性呼吸困难，常伴有咳嗽和痰液增多。

③**肺栓塞：**肺动脉阻塞引起的急性呼吸困难，常伴有胸痛和咯血。

④**气胸：**胸腔内空气积聚导致肺萎陷，引起突发的胸痛和呼吸困难。

2）心血管系统疾病

①**心力衰竭：**心脏泵血功能减退导致的呼吸困难，常在平卧时加重，伴有下肢水肿。

②**急性冠状动脉综合征（心肌梗死）：**心肌缺血引起的呼吸困难，常伴有剧烈胸痛和出汗。

3）其他

①**感染：**如肺部感染导致的呼吸困难，常伴有发热、咳嗽和咳痰；心包感染或心内膜感染，除伴有发热，还可能伴随胸痛等其他症状。

②过敏反应（过敏性休克）：过敏源引起的严重反应，导致喉头水肿和呼吸困难，可能伴有皮疹和低血压。

③过度通气综合征：通常由焦虑或惊恐发作引起的快速呼吸，导致血压升高、呼吸困难、头晕、手脚麻木和胸痛。

（3）评估呼吸困难严重程度

1）轻度：呼吸稍感困难，但可忍受，能够进行日常活动。

2）中度：呼吸明显困难，需要休息，日常活动受限。

3）重度：呼吸极度困难，无法进行任何活动，伴有严重症状，如发绀、意识模糊等。

2.急救步骤

（1）保持冷静，确保安全

1）患者坐位或半卧位：让患者坐下或半卧位，有助于减轻呼吸困难，避免平卧加重症状。

2）保持空气流通：打开窗户或使用风扇，确保环境内有新鲜空气。

（2）初步处理

1）深呼吸和放松：指导患者进行深呼吸和放松，缓解焦虑情绪。

2）检查呼吸道： 确保呼吸道无阻塞，如有异物阻塞，应立即清除。

3）吸氧： 如果有吸氧设备，可以给予氧气支持，帮助缓解呼吸困难。

4）药物使用

①支气管扩张剂： 由哮喘和COPD引起的呼吸困难，可指导患者应用沙丁胺醇，以缓解气道痉挛，一般剂量为每次2喷，一小时不超过4次。

②硝酸甘油： 主要用于心源性呼吸困难，以缓解如心绞痛或心力衰竭引起的症状，一般剂量为0.5mg，观察效果。

③咳嗽和痰液： 帮助患者拍背，以促进痰液排出。急性症状缓解后，可给予祛痰药物，如氨溴索。

④发热： 如有发热症状，可使用退烧药（如对乙酰氨基酚）。

（3）何时寻求专业医疗帮助

1）症状加重或无缓解

①持续呼吸困难： 如果呼吸困难持续加重或没有缓解，需尽快寻求专业医疗帮助。

②出现其他严重症状： 如发绀、胸痛、意识模糊等，需要立即就医。

2）药物无效： 使用急救药物后，呼吸困难无缓解或病情加重，需立即就医。

3）病情反复或不明原因： 如果呼吸困难频繁发作，且伴随其他不明原因的症状，需专业检查和治疗。

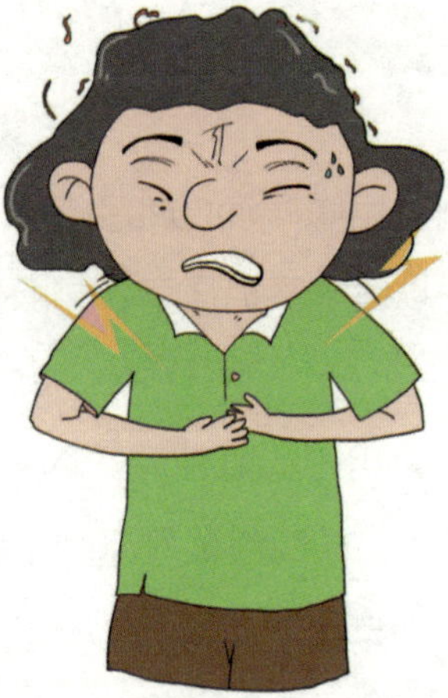

突发呼吸困难

（四）突发视力模糊的应急处理

1.视力模糊的识别与评估

（1）识别视力模糊类型

1）单眼或双眼视力模糊： 确定是单眼还是双眼出现视力模糊，有助于判断可能的原因。

2）突然或逐渐发生：评估视力模糊的发生速度，是突然发作还是逐渐加重。

3）伴随症状：评估是否伴有头痛、恶心、呕吐、眼痛、红眼、光环、视野缺损等症状。

（2）可能的疾病

1）眼部疾病

①急性闭角型青光眼：眼内压力急剧升高，表现为突发性视力模糊、眼痛、头痛、恶心、呕吐，眼睛发红、硬如石。

②视网膜脱离：视网膜与底层分离，表现为突然的视力下降或视野缺损，可能伴有闪光感和飞蚊症。

③黄斑变性：黄斑区域的退行性病变，导致中心视力模糊或失明。

④角膜溃疡：角膜感染或损伤导致的溃疡，表现为眼痛、红眼、视力模糊。

2）系统性疾病

①高血压危象：血压急剧升高导致视网膜血管损伤，表现为突发性视力模糊、头痛、恶心。

②糖尿病视网膜病变：长期高血糖导致视网膜血管损伤，表现为视力模糊、视野缺损。

③脑卒中：脑血管意外导致视力突然丧失或视野缺损，可能伴有头晕、肢体无力、言语不清。

④偏头痛： 偏头痛发作时，可能伴有暂时性的视力模糊或视野缺损，常伴有剧烈头痛、恶心、呕吐。

2.急救步骤

（1）保持冷静，确保安全

1）患者坐下或平卧： 让患者坐下或平卧，保持环境安静、舒适，避免焦虑情绪加重病情。

2）评估视力模糊程度： 询问患者视力模糊的发生情况，是否伴有其他症状，评估严重性。

（2）初步处理

1）用冷敷或温敷： 如果眼睛有明显的不适感，可尝试用冷敷或温敷，缓解不适。

2）检查眼部： 查看眼部是否有明显的外伤、红肿或异物，如果发现异物，不要自行处理，应尽快就医。

3）注意环境光线： 确保环境光线柔和，避免过强或过暗的光线刺激眼睛，加重不适。

（3）药物使用

1）人工泪液： 用于缓解干眼症引起的视力模糊，适用于轻度眼部不适。

2）抗生素眼药水： 如果怀疑感染性角膜溃疡，可在医生指导下使用抗生素眼药水。

（4）伴随症状的急救

1）头痛、恶心：如伴有严重头痛或恶心，可使用镇痛药如对乙酰氨基酚，止吐药如甲氧氯普胺。

2）高血压：如果患者有高血压史且血压过高，可舌下含服短效降压药物，如硝苯地平、卡托普利等，但需监测血压变化。

（5）何时寻求专业医疗帮助

1）症状加重或无缓解

①持续视力模糊：如果视力模糊持续加重或没有缓解，需尽快寻求专业医疗帮助。

②伴随严重症状：如剧烈头痛、恶心、呕吐、眼痛、视野缺损等，需要立即就医。

2）无效的家庭急救：使用急救药物后，视力模糊无缓解或病情加重，需立即就医。

3）病情反复或不明原因：如果视力模糊频繁发作，且伴随其他不明原因的症状，需专业检查和治疗。

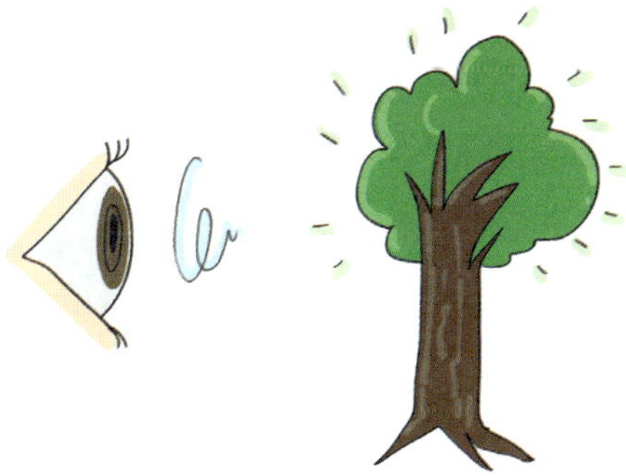

视力模糊

（五）突发言语不清伴肢体活动不利的应急处理

1.言语不清伴肢体活动不利的识别与评估

（1）识别言语不清和肢体活动不利的类型

1）言语不清：患者的言语表达变得模糊不清或无法表达，有时伴随理解困难。

2）肢体活动不利：表现为肢体无力、麻木、无法移动或协调性差。

（2）可能的疾病

1）脑卒中（中风）

①缺血性脑卒中：即急性脑梗死，由于各种原因导致的脑血管阻塞，进而造成大脑供血的中断，常见于高血压、动脉硬化、房颤、糖尿病患者，表现为突发言语不清和肢体无力。

②出血性脑卒中：即急性脑出血，由各种原因导致的脑血管破裂出血，常见于高血压患者，表现为突发剧烈头痛、言语不清和肢体无力。

③短暂性脑缺血发作（TIA）：短暂的脑供血不足，症状类似于脑卒中，但持续时间短，通常在几分钟至几小时内恢复。

2）脑部肿瘤：肿瘤压迫大脑区域，导致言语不清和肢体活动不利，症状逐渐加重。

3）偏头痛伴有神经症状

①**偏头痛：**严重偏头痛发作时，可能伴有短暂的言语不清和肢体无力。

②**低血糖：**血糖水平过低导致大脑能量供应不足，表现为言语不清、肢体无力、意识模糊。

（3）评估言语不清和肢体活动不利的严重程度

1）**轻度：**言语稍微模糊或肢体轻度无力，患者能够部分活动和沟通。

2）**中度：**言语明显模糊或肢体明显无力，患者活动受限，需协助进行日常活动。

3）**重度：**言语严重模糊或无法言语，肢体完全无力，患者无法独立活动。

2.急救步骤

（1）保持冷静，确保安全

1）**患者平卧位：**让患者平卧，保持环境安静、舒适，避免焦虑情绪加重病情。

2）**检查呼吸道：**确保呼吸道通畅，检查有无舌后坠或异物阻塞。

（2）初步处理

1）评估症状： 询问患者的症状发生情况，记录发作时间和持续时间，注意伴随症状，如头痛、恶心、呕吐等。

2）监测生命体征： 测量患者的呼吸、脉搏和血压，记录结果。

3）注意环境安全： 确保患者周围环境安全，防止摔倒或其他意外伤害。

（3）药物使用

1）阿司匹林： 如怀疑是缺血性脑卒中，可在医生指导下使用阿司匹林，以预防血栓形成。

2）降压药物： 如患者血压急剧升高，可舌下含服短效降压药物（如硝苯地平、卡托普利）降低血压，避免进一步损伤。

3）葡萄糖： 如怀疑低血糖，可给予口服葡萄糖或含糖饮料，迅速补充血糖。

（4）伴随症状的急救

1）头痛： 如伴有剧烈头痛，可使用镇痛药（如对乙酰氨基酚）缓解症状。

2）恶心、呕吐： 如伴有恶心、呕吐，可使用止吐药（如甲氧氯普胺）。

（5）何时寻求专业医疗帮助

1）持续言语不清和肢体无力： 既往有TIA或低血糖病史，解除病因后患者若恢复正常，可暂时居家观察。若患者出现不明原因的言语不清和肢体无力，尤其是发病前有某些诱因，如情绪激动、血压控制不佳等因素存在，必须尽快寻求专业医疗帮助。

2）伴随严重症状： 一旦出现严重的伴随症状，如剧烈头痛、恶心、呕吐、意识模糊等，需立即拨打急救电话。

3）病情反复或不明原因： 如果言语不清和肢体无力间断频繁发作，也需前往医院进行专业检查和治疗。

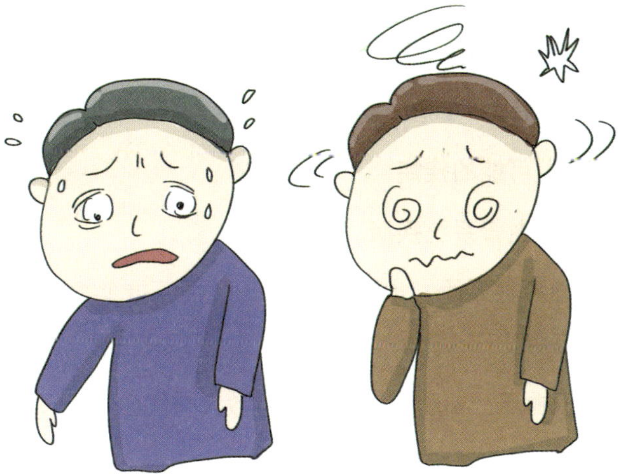

言语不清伴肢体活动不利

（六）突发晕厥或意识模糊的应急处理

1.晕厥或意识模糊的识别与评估

（1）识别晕厥和意识模糊的类型

1）晕厥：指短暂的意识丧失，通常由大脑暂时性血液供应不足引起。晕厥通常持续几秒到几分钟，患者恢复后一般无后遗症。

2）意识模糊：指患者的清醒状态受到影响，表现为反应迟钝、定向障碍、嗜睡，甚至昏迷。

（2）可能的疾病

1）心血管系统疾病

①心源性晕厥：心律失常、心肌梗死或心力衰竭引起的突然意识丧失。

②低血压：血压突然下降，导致大脑供血不足，引起晕厥。

2）神经系统疾病

①脑卒中：脑血管意外导致大脑供血中断，引起意识模糊或晕厥。

②癫痫发作：异常脑电活动引起的意识丧失或意识模糊。

3）代谢和全身性疾病

①**低血糖：**血糖水平过低，导致大脑能量供应不足，引起晕厥或意识模糊。

②**中毒：**药物、酒精或其他毒物中毒导致的意识模糊或晕厥。

4）其他原因

①**脱水：**严重脱水引起血容量减少，导致晕厥。

②**过度换气综合征：**快速呼吸导致二氧化碳过度排出，引起晕厥或意识模糊。

（3）神志的判断步骤

1）初步观察

①**外观检查：**观察患者的外观，有无明显的外伤、出血或其他异常。

②**姿势和体位：**注意患者的姿势是否异常，如不对称的姿势可能提示神经系统损伤。

2）反应检查

①**呼唤和触碰：**轻拍患者的肩膀，呼喊患者的名字，观察有无反应。

②**有反应：**患者睁眼、说话或按指令动作。

③**无反应：**患者无反应，需进一步评估。

3）语言能力

①**言语清晰度：** 询问简单问题（如“你叫什么名字？”），评估患者的语言表达是否清晰、有条理。

②**理解能力：** 给出简单指令（如“请握住我的手”），观察患者能否理解并执行。

4）运动能力

要求患者移动四肢，观察肢体活动是否对称，力量是否均匀。

5）瞳孔反应

①**光反射：** 用手电筒光源照射患者的瞳孔，观察其瞳孔是否快速缩小，再迅速移开光源，观察瞳孔是否恢复。

②**正常：** 瞳孔对光缩小，对侧瞳孔同步缩小。

③**异常：** 瞳孔对光反应迟钝或无反应。

6）生命体征监测

①**呼吸：** 评估呼吸频率、深度和节律，有无呼吸困难或不规则呼吸。

②**脉搏：** 测量脉搏的强弱、节律和频率。

③**血压：** 监测血压水平，评估有无低血压或高血压。

（4）神志状态分类

1）清醒： 患者能够正常交流，反应迅速，理解并执行指令。

2）嗜睡： 患者反应迟钝，需要较大声呼唤或轻拍肩膀才能唤醒，清醒后能简短交流。

3）昏睡：患者对呼唤和轻拍肩膀无反应，但对强刺激（如疼痛）有反应。

4）昏迷：患者对任何刺激均无反应，完全失去意识。

2.急救步骤

（1）保持冷静，确保安全

1）平卧位：让患者平卧，头部稍低，腿部抬高，以增加大脑供血。

2）检查呼吸道：确保呼吸道通畅，检查有无舌后坠或异物阻塞。

（2）初步处理

1）松开衣物：松开患者的领口和腰带，确保呼吸顺畅。

2）监测生命体征：测量患者的呼吸、脉搏和血压，记录结果。

3）注意环境安全：确保患者周围环境安全，防止摔倒或摔倒后进一步受到伤害。

4）心肺复苏（CPR）

①确定环境安全：确保自己和患者处于安全的环境中。

②检查反应：轻拍患者的肩膀，大声呼喊，检查有无反应。

③检查颈动脉搏动情况，同时判断呼吸：最准确且简单的方法是利用听诊器放在心尖搏动处，即左侧心前区位置，判断是否能够听到心音。若身边没有听诊器，可用中指和食指的指头滑到脖子的一侧，即颈动脉搏动处，来判断患者颈动脉是否存在搏动，判断时间不能过长，控制在10s以内。与此同时，应观察患者胸部有无起伏，倾听有无呼吸声，感受有无气流。

④呼叫帮助：如果患者无反应，无呼吸或仅有喘息，且颈动脉搏动消失，立即进行CPR，并呼叫周围人帮助，嘱其拨打120急救电话。

⑤胸外按压（compression，C）：按压前要确保患者仰卧于平地上，急救者跪于患者一侧，将患者胸部暴露，一只手的掌根放在患者双侧乳头连线的中点处，将另一只手的掌根置于第一只手上，手指不接触胸壁。按压时双肘须伸直，垂直向下用力按压，成人按压频率为120次/min，下压深度>5cm，每次按压之后应让胸廓完全回复。按压时间与放松时间各占50%左右，放松时掌根部不能离开胸壁，以免按压点移位。每轮按压30次。

⑥开放气道（airway，A）：第一轮胸外按压结束后，应立即为患者开放气道。方法是将一只手置于患者的前额，然后用手掌推动，使其头部后仰；然后将另一只手的手指置于颏骨附近的下颌下方；提起下颌，使颏骨上抬。注意在开放气道同时应该用手指挖出病人口中异物或呕吐物，有假牙者应取出假牙。

⑦人工呼吸（breathing，B）： 如果具备人工呼吸技能，可在30次按压后进行2次人工呼吸。口对口人工呼吸方法是以一手拇指和食指捏紧病人的鼻孔，另一手维持抬颏姿势，保持气道通常。然后用自己的双唇把病人的口完全包绕，吹气1秒以上，同时观察胸廓是否扩张。吹气完毕后，施救者松开捏鼻孔的手，让病人的胸廓及肺依靠其弹性自主回缩呼气，同时均匀吸气。以上步骤再重复一次。

⑧持续CPR： 以上C-B-A这三个步骤为一个循环，每做5个循环，就应判断一次意识情况。若意识仍未恢复，应继续展开循环，直到患者恢复反应或专业急救人员到达。

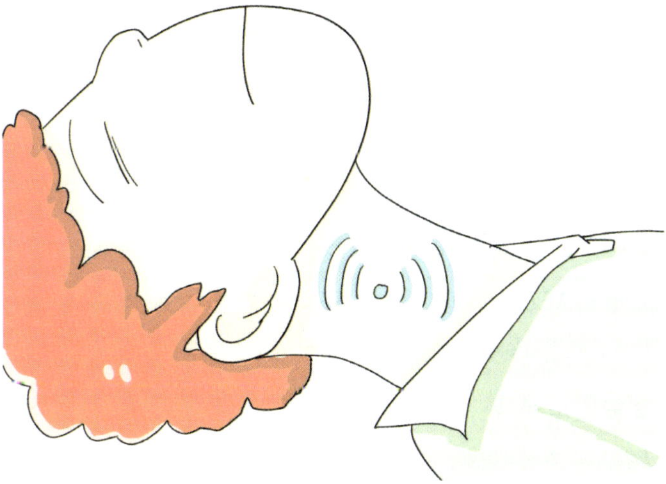

判断颈动脉搏动情况

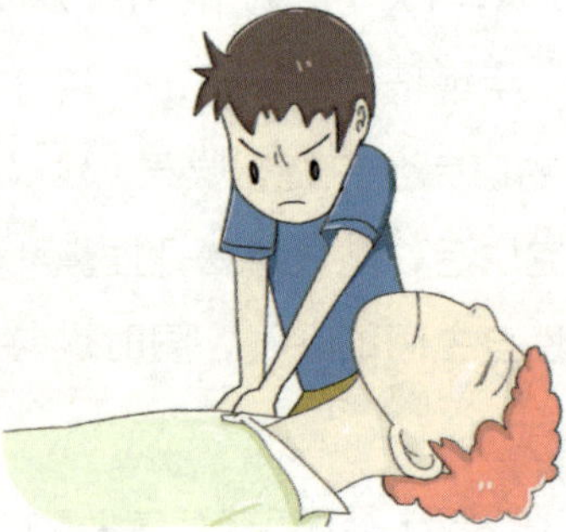

胸外按压

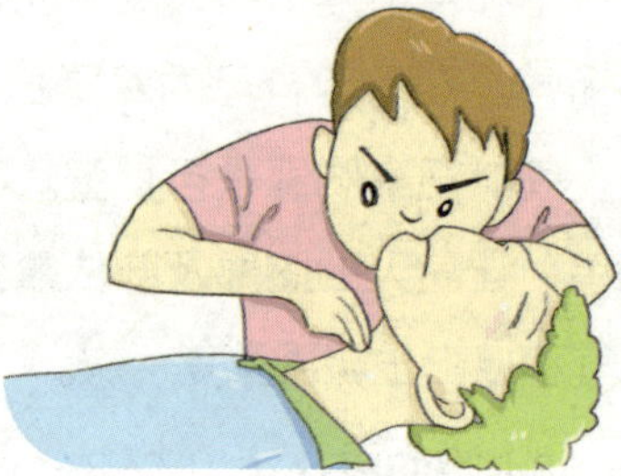

口对口人工呼吸

5）自动体外除颤器（AED）的使用

AED是一种用于在心脏骤停时提供电击以恢复心脏正常节律的设备。该设备虽不是家庭常规必备急救设备，但其往往在车站、大型商场均能获取该医疗资源。因此，了解如何正确使用AED对拯救心跳骤停患者的生命至关重要。

①取回AED：CPR的同时，询问附近是否有AED，若有立即派人取回。

②准备AED：取回后，将AED从急救包中取出，打开设备；AED通常会有语音提示或屏幕指示，按照提示进行操作。

③安装电极片：将患者的衣物移开，确保胸部裸露；将电极片粘贴在患者胸部，通常一片在右上胸部，另一片在左下胸部，并确保电极片与皮肤紧密接触。

④**分析心律**：AED会自动分析患者的心律，在此期间不要触碰患者；等待AED给出是否需要电击的指示。

⑤**准备电击**：如果AED判断需要电击时，要确保所有人都远离患者后，再按下电击按钮。

⑥**继续CPR**：电击后，立即开始胸外按压和人工呼吸，按照30次按压和2次人工呼吸的比例进行，直到患者有反应或专业急救人员到达。

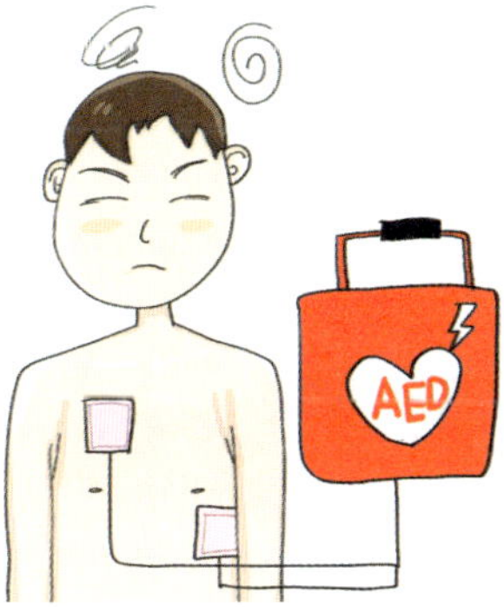

AED

6）紧急就医的注意事项

①拨打120或当地急救电话时，首先要说明患者的症状和病情。描述病情时，表达一定要简明扼要、清楚、准确。此外，务必要清楚的告知急救人员自己所在的位置，避免因急救人员找不到准确位置而耽误救治时间。必要时，可要求急救人员在电话中进行专业指导，并按照其指示提前对患者展开救治，争取黄金救援时间。

②携带病历和药物记录：在急救人员到达现场前，应准备好患者的病历和目前使用的药物记录，以供急救人员和医生参考。

四、急救后的观察与护理

急救后的观察与护理在病情稳定和康复过程中至关重要。通过系统的病情监测、细致的症状观察、心理支持和就医前准备，可以确保患者在急救后的恢复期得到充分的照顾和正确的治疗。

（一）病情监测

1.血压与脉搏的监测

（1）频率：急救后，应每隔15～30分钟监测一次血压与脉搏，直到血压、脉搏稳定。随后可延长至每小时监测一次。

（2）方法：电子血压计可同时测量出血压与脉搏，测量时让患者保持安静和放松，取坐位或卧位，记录每次测量的结果。若使用水银血压计测量，可用手指触摸患者的桡动脉测量心率，测量时注意感受脉搏的强度、节律和频率，并记录结果，如过快、过慢或不规则，应及时就医。

（3）注意事项：关注血压与脉搏的变化趋势，特别是高血压急症患者，血压波动剧烈时需及时就医，进一步调整治疗方案。

2.呼吸监测

（1）频率：每15～30分钟监测一次，待呼吸稳定后延长至每小时一次。

（2）方法：观察患者胸廓起伏，数呼吸次数，记录每分钟呼吸次数和节律。

（3）注意事项：观察有无呼吸急促、呼吸困难或异常呼吸声，及时处理异常情况。

（二）症状变化的观察

1.全面观察

（1）头痛、胸痛：急救后，持续观察患者是否有头痛、胸痛等症状的变化，及时记录和处理。

（2）肢体无力、言语不清：观察患者肢体活动和语言表达的变化，注意是否有好转或恶化的迹象。

视力模糊、晕厥：关注患者视力和意识状态的变化，特别是有无反复出现视力模糊或晕厥的情况。

2.记录症状

（1）时间、频率：记录每次症状出现的时间和持续时间，观察是否有规律性。

（2）伴随症状：记录患者在症状出现时是否伴有其他不适，如恶心、呕吐、头晕等。

（三）心理支持

1.安抚患者

（1）语言支持：用温和的语气安抚患者，以减轻患者的恐惧和焦虑。

（2）情感支持：陪伴患者，给予情感上的支持和鼓励，让患者感受到关爱和安全感。

2.减轻焦虑

（1）放松训练： 指导患者进行深呼吸、冥想等放松训练，帮助缓解紧张情绪。

（2）音乐疗法： 播放轻松的音乐，营造舒适的环境，有助于放松心情。

3.提供信息

（1）病情教育： 向患者解释发病的诱因，以及今后应该如何预防，以帮助他们理解和配合医生的治疗。

（2）应对策略： 分析此次急救过程有哪些不足，下次发生类似事件时，应予以优化。

（四）就医前准备

1.立即就医的情况

如出现持续或加重的头痛、胸痛、呼吸困难、视力模糊、言语不清或肢体无力或家庭急救措施无效等情况时，应立即就医。

2.进一步诊疗

患者急性症状缓解后，无论该症状是否频繁发作，均应在家人陪同下前往医院做进一步的专业检查和治疗，建议在患者病情稳定后，前往相应的专科门诊就诊，而不是急诊。

3.就医时需携带的物品

（1）病历资料：包括既往病史、药物过敏史、目前使用的药物和治疗方案。

（2）急救记录：急救过程中的监测数据（血压、脉搏、呼吸）、症状变化记录和用药情况。

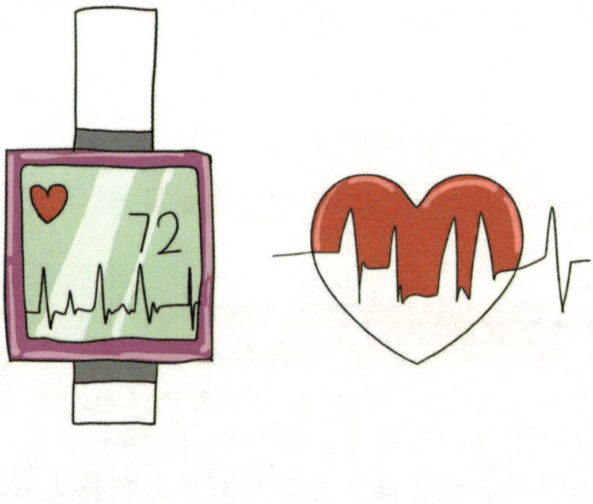

监测生命体征

五、急救知识培训

急救知识培训在家庭急救中起着至关重要的作用。通过系统的培训和演练，家庭成员可以掌握基本的急救技能和知识，在突发事件中及时有效地进行初步处理，保障家人的生命和健康。

（一）急救知识培训的重要性

1.提高急救能力

（1）应对突发事件：突发的疾病和意外随时可能发生，如心脏骤停、中风、严重过敏反应等。接受急救知识培训，可以使家庭成员在第一时间进行正确的急救处理，提高抢救成功率。

（2）减少并发症：及时正确的急救处理，可以在专业医疗救援到达之前，减少病情恶化和并发症的发生，为后续治疗争取宝贵时间。

2.增强自信与安全感

（1）增强应急能力：掌握急救知识和技能，使家庭成员在面对紧急情况时不至于手足无措，能够冷静应对，提高应急能力。

（2）提升家庭安全感：家庭成员彼此之间都掌握急救知识，可以相互帮助和支持，增强家庭的安全感和凝聚力。

3.普及健康知识

（1）预防和保健：急救知识培训不仅包括紧急情况下的处理措施，还涵盖了许多预防和保健知识，有助于家庭成员养成良好的健康习惯，减少突发疾病的风险。

（2）健康教育：通过培训，家庭成员可以了解更多的健康知识和急救常识，增强健康意识，提高生活质量。

（二）家庭成员的培训与演练

1.系统培训

（1）专业培训课程：建议家庭成员参加专业的急救培训课程，由具有资质的急救培训机构或医院提供。课程内容应包括心肺复苏（CPR）、气道梗阻急救、止血包扎、骨折固定、烧伤处理等。

（2）在线资源：利用在线视频课程、急救应用程序和健康网站，获取急救知识。权威的健康网站和在线平台提供了丰富的急救知识资源，可以随时学习和复习。

2.演练和模拟

（1）定期演练：建议家庭成员定期进行急救演练，模拟各种可能的紧急情况，如心脏骤停、中风、哮喘发作等。通过演练，熟悉急救步骤和操作，提高应急反应能力。

（2）角色扮演：在演练过程中，可以安排家庭成员分别扮演患者和急救者，模拟真实的急救场景，增强培训效果。

3.知识更新和复习

（1）定期复习：急救知识和技能需要定期复习和巩固。可以设定固定时间进行急救知识的复习，确保所有家庭成员都熟记急救步骤和方法。

（2）知识更新：急救知识和技术不断更新，家庭成员应关注最新的急救指南和技术，及时更新和学习新的急救知识。

4.心理支持与沟通

（1）心理准备：急救不仅是技术操作，还需要良好的心理素质。培训中应包括心理应对技巧，帮助家庭成员在紧急情况下保持冷静和自信。

（2）家庭沟通：通过培训和演练，增强家庭成员之间的沟通和合作，提高团队配合能力。在紧急情况下，良好的沟通和协作是成功急救的关键。

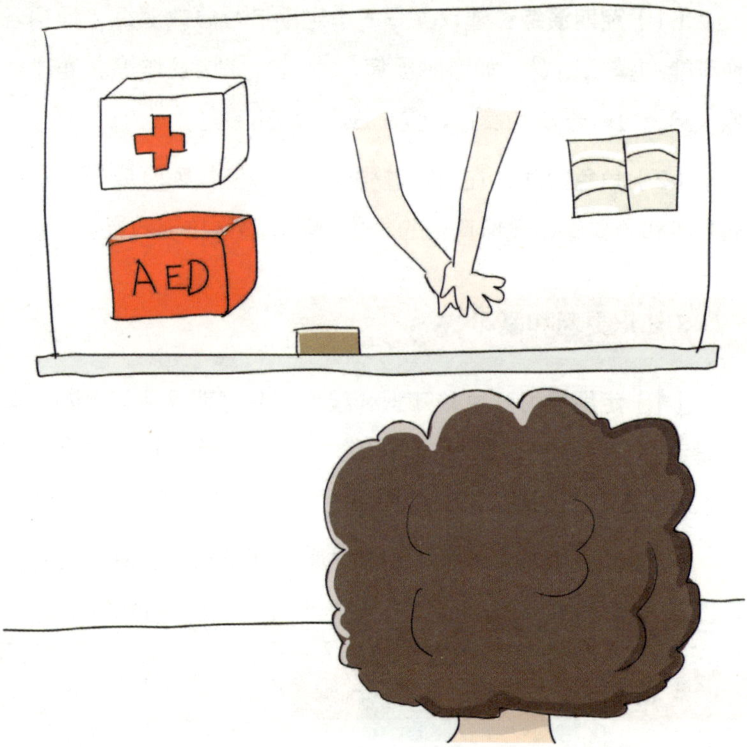

急救培训

六、紧急联系信息与资源

在紧急情况下，迅速获取必要的联系信息和资源对于确保有效的救助至关重要。下面详细介绍急救电话和联系方式、当地医疗资源和紧急服务以及患者医疗记录的准备与存放。

（一）急救电话和联系方式

1.紧急电话

（1）120：这是中国的全国急救电话，用于在发生紧急医疗情况时呼叫救护车和紧急医疗服务。

（2）110：这是中国的全国公安报警电话，可用于紧急情况下的安全和治安问题。

（3）119：这是中国的全国火警电话，用于报告火灾和需要消防服务的情况。

2.家庭成员和邻居的联系方式

（1）家庭成员：在紧急情况下，迅速联系家庭成员非常重要。应确保每个家庭成员的手机号码都记录在易于访问的位置。

（2）邻居：与邻居保持联系，可以在紧急情况下获得快速帮助，尤其是在家庭成员不在家的时候。

（3）重要联系人

1）家庭或社区医生：记录家庭或社区医生的联系方式，可以在需要专业医疗建议时迅速联系。

2）药店：记录附近药店的联系方式，可以在需要紧急购买药品时联系。

3）紧急联系人：指定一位紧急联系人（如亲戚或朋友），在无法联系到直系亲属时可以联系他们。

（二）当地医疗资源和紧急服务

1.医院和急诊室

（1）附近大型综合医院：了解并记录附近医院和急诊室的位置、电话和急诊服务时间。优先选择具备急诊科和重症监护室的综合性医院。

（2）专科医院：如有特殊医疗需求（如心脏病、脑卒中等），可了解并记录相关专科医院的位置和联系方式。

2.社区医疗服务

（1）社区医院： 社区医院通常提供基本医疗服务和急诊处理，记录其地址和电话。

（2）家庭医生服务： 了解并记录社区提供的家庭医生服务，可以在非紧急情况下获得医疗帮助。

3.紧急服务

（1）救护车服务： 了解当地救护车服务的电话和调度中心位置，在需要紧急转运时可以快速联系。

（2）消防部门： 了解并记录当地消防部门的地址和电话，可以在发生火灾或其他灾害时迅速联系。

4.心理健康资源

（1）心理咨询： 记录当地心理健康服务机构和心理咨询师的联系方式，在突发心理危机时可以获得帮助。

（2）支持团体： 了解并记录当地支持团体（如抑郁症、焦虑症等）的联系方式和活动时间，可以在需要心理支持时参与。

（三）患者医疗记录的准备与存放

1.医疗记录内容

（1）病史和诊断：包括患者的既往病史、当前诊断和主要医疗问题。

（2）药物使用情况：记录当前使用的所有药物，包括剂量和频率，以及过敏史。

（3）检查结果：包括既往的血液检查、影像学检查（如X光、CT、MRI）等重要的检查结果。

2.记录的准备

（1）电子记录：将所有医疗记录扫描成电子版，保存到云存储（如百度网盘、腾讯云）或电子健康档案系统中，确保在需要时随时访问。

（2）纸质记录：将医疗记录整理成文件夹，放在家中显眼且易于取用的位置，确保在紧急情况下快速找到。

3.记录的存放

（1）家庭急救包：在家庭急救包中放置一份简要的医疗

记录，包括过敏史、主要诊断和当前用药清单，以便在紧急情况下提供给医护人员。

（2）随身携带：在随身物品（如钱包、手机）中保存一份简要的医疗记录，特别是对于有严重疾病或过敏史的患者，便于在外出时随时提供给医护人员。

通过记录急救电话和重要联系人的联系方式，了解当地医疗资源和紧急服务，准备和存放患者的医疗记录，家庭成员可以在紧急情况下迅速获得所需的帮助和资源，保障患者的生命和健康。

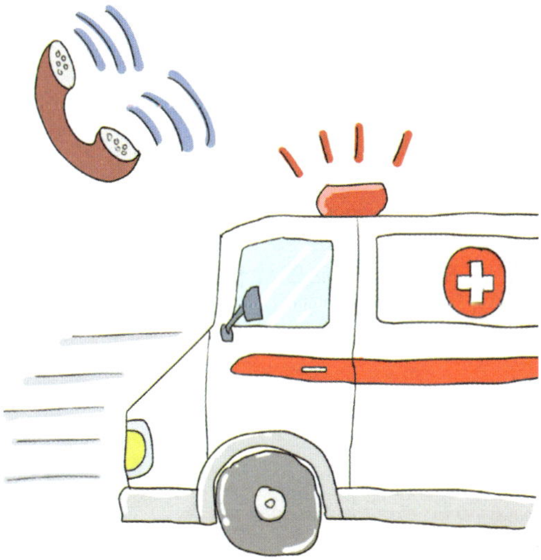

院前急救请拨打“120”

第六章 高血压诊疗的误区与常见问题

一、高血压诊疗的几大误区

（一）高血压没有症状就不需要治疗

许多人误以为，如果自己感觉还好，没有头痛、眩晕或胸痛等不适症状，那就不用担心高血压，也不需要治疗。这种想法非常危险。实际上，高血压被称为“无声杀手”，因为它常常在没有明显症状的情况下，对身体造成了严重的损害。

1.高血压的隐匿性

高血压的可怕之处在于它的隐匿性。大多数高血压患者在早期并不会感觉到任何不适。你可能在体检时突然被告知血压高了，甚至完全没有意识到自己患有高血压。但是，血压的持续升高会对心脏、脑、肾等重要器官造成长期的损害。此外，长期的高压会让血管壁变得僵硬、脆弱，最终导致血管破裂或堵塞，这就是为什么高血压会增加心脏病、中风、肾衰竭等严重疾病风险的原因。

2.确诊高血压后的正确做法

无论有没有症状，只要诊断为高血压，都应该遵医嘱进行治疗和管理。这包括：

（1）定期监测血压：即使在家中，也要定期测量血压，了解自己的血压情况。

（2）坚持服药：如果医生开了降压药物，不要随意停药或自行调整剂量，应坚持服用。

（3）生活方式管理：控制饮食、减少盐的摄入、增加运动、保持健康体重、戒烟限酒等措施同样重要。

不要让“没有症状就不严重”的误区误导你。高血压的危险在于它的隐匿性和长期危害。即使感觉良好，也要认真对待高血压，坚持治疗，定期监测，才能有效预防严重并发症的发生。

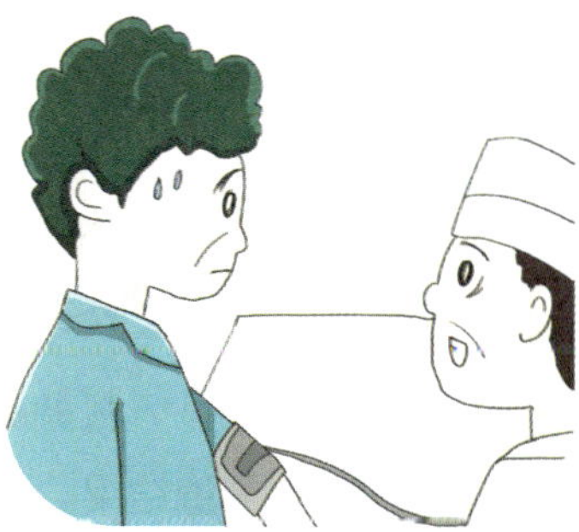

（二）仅凭一次血压测量结果就诊断高血压

很多人认为，只要某一次测量血压高了，就说明自己得了高血压，这其实是一个常见的误解。血压是一个动态的指标，会受到很多因素的影响，如情绪、饮食、运动等。如果仅凭一次测量结果就断定自己高血压，可能会造成不必要的焦虑，甚至误导治疗。

1.血压的波动性

我们的血压并不是一个固定的数值，它会随着一天中的不同时间、情绪波动，甚至测量的环境而发生变化。比如说，你在忙碌了一整天后测量血压，可能会比你早晨刚醒来时的血压高很多。如果你刚刚经历了一次紧张的会议，血压也可能会暂时升高。这种情况下，如果仅凭一次血压测量结果来判断是否患有高血压，可能并不准确。

2.正确的高血压诊断方法

为了准确诊断高血压，医生通常需要多次测量血压，通常是在不同的时间、不同的环境下进行的。这就是为什么医生经常建议你回家后再测量几次，或者要求你定期回诊室进行血压监测。这种多次测量可以帮助医生了解你血压的真实情况，而不是仅仅依据一次测量结果。通常情况下，医生会要求在以下几种情况下测量血压:

（1）多次测量：在诊室里，医生可能会要求你坐下来休息几分钟，然后测量血压。为了确认结果，可能会测量多次取一个平均值。

（2）家庭监测：有时，医生还会建议你在家中自行测量血压，尤其是在相对放松的环境下，看看你平时的血压情况。

（3）动态血压监测：在一些情况下，医生还会建议进行24小时动态血压监测，这是一种携带式设备，可以在你日常活动中每隔一定时间自动测量血压，帮助医生更好地了解你血压的全天波动情况。

3、发现血压升高后的正确做法

如果你在一次体检中发现血压偏高，不要立即认为自己患上了高血压。正确的做法是：

（1）多次测量：在不同时间、不同环境下多次测量血压。

（2）寻求专业指导：与医生讨论你的测量结果，听取他们的建议，并根据医生的判断决定是否需要进一步的检查或治疗。

（3）保持冷静：血压测量偶尔偏高不代表你就是高血压患者，保持冷静，避免不必要的焦虑。

血压的波动性决定了仅凭一次测量结果是不足以诊断高血压的。多次测量、合理分析才是准确诊断的关键。通过正确的诊断方法，你可以避免不必要的担忧和错误的治疗，更好地管理自己的健康。

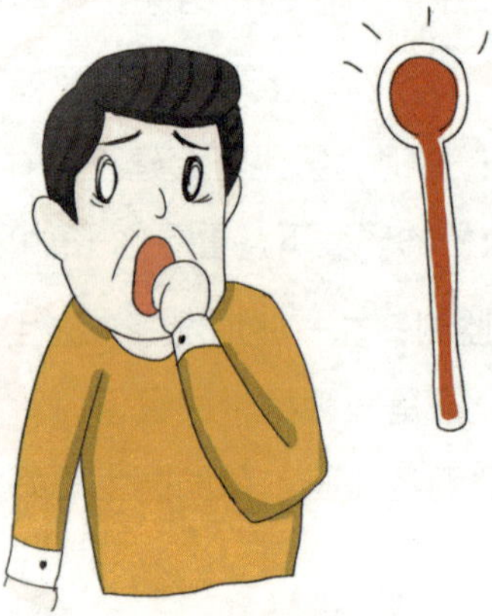

（三）血压降得越快越低越好

在高血压的治疗过程中，很多人会认为“血压降得越快越低就越好”。这种想法听起来很合理，毕竟高血压是有害的，降得快、降得低似乎就能更快、更彻底地避免风险。但是，这其实是一个很危险的误区。血压降得过快或者过低，反而可能对身体造成更大的伤害。

1.为什么血压不能降得太快?

血压是维持我们身体正常功能的重要指标。如果血压下降得太快，身体可能没有足够的时间来适应这种变化，这会导致一些不良反应。例如，突然的血压下降可能会让你感到头晕、乏力，甚至会引发晕厥，增加跌倒的风险。对于老年人或者患有其他心血管疾病的人来说，这种情况尤其危险。

此外，血压急剧下降还可能导致心脏、大脑和肾脏等重要器官的供血不足，增加心脏病发作、中风或急性肾损伤的风险。血压的稳定对于这些器官的正常功能至关重要，因此，血压的下降速度需要谨慎控制。

2.为什么血压不能降得太低？

虽然高血压对健康有害，但血压过低同样也是一个问题。过低的血压可能导致身体的各个器官得不到足够的血液供应，特别是大脑。如果血压降得太低，大脑可能会因为缺血而出现头晕、视力模糊、注意力不集中，甚至可能引发晕厥等严重后果。

对于高血压患者来说，医生通常会设定一个目标血压范围，这个范围既能有效控制高血压带来的风险，又能避免血压过低的危害。不同的患者，尤其是老年人、糖尿病患者或有其他健康问题的人，目标血压范围可能有所不同。

3.正确的降压方法

（1）逐步降压：降压治疗应该是一个循序渐进的过程。医生会根据你的具体情况，制定一个合适的降压方案，让血压逐步下降到安全范围，而不是急速下降。这个过程可能需要几周甚至几个月的时间。

（2）定期监测：在降压过程中，定期监测血压非常重要。这样可以确保血压下降的速度和幅度都在安全范围内。如果发现血压降得过快或过低，应及时调整治疗方案。

（3）个体化治疗：每个人的身体状况不同，适合的目标血压范围也不同。医生会根据你的年龄、病史、其他健康状况等因素，制定个性化的降压目标。千万不要盲目追求“越低越好”的血压目标。

血压降得越快越低并不意味着越好。过快或过低的血压变化可能对身体造成严重伤害。正确的做法是通过逐步、稳定的降压过程，在医生的指导下，将血压控制在一个合理的范围内。定期监测和个体化治疗是确保血压管理安全有效的关键。记住，稳步降压，才是保持长期健康的正确路径。

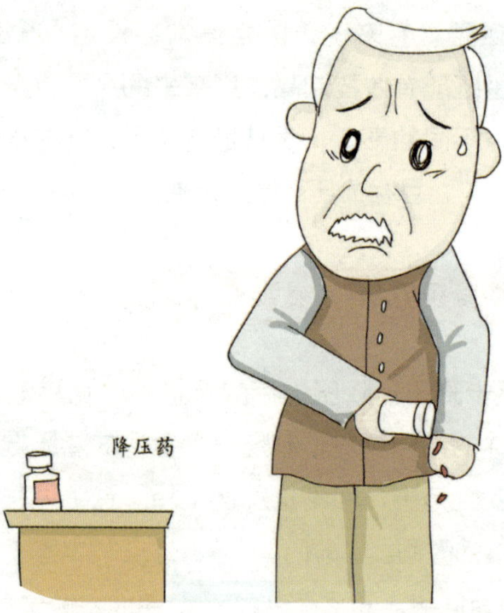

（四）降压药物会有严重副作用，所以尽量不吃药

很多人在听到要长期服用降压药物时，会感到犹豫或恐惧，担心这些药物会带来各种严重的副作用。这种担忧其实很常见，毕竟没人愿意天天吃药，尤其是当药物可能会引起不适的时候。然而，这种误解可能会让患者放弃必要的治疗，反而带来更大的健康风险。

1.药物副作用的真相

首先，我们要理解，几乎所有的药物都会有潜在的副作用。无论是降压药物还是其他常见药物（如感冒药、止痛药），在特定的情况下或个体中，可能会引发一些不良反应。然而，这并不意味着所有人都会出现这些副作用，或者这些副作用会很严重。实际上，大多数高血压患者在医生的指导下使用降压药物后，副作用都是可以控制的，且对健康的益处远远超过了可能的不良反应。

常见的降压药物副作用可能包括头晕、疲劳、消化不良、咳嗽等。这些副作用通常是轻微的，而且随着身体逐渐适应药物，它们可能会减轻甚至消失。如果你真的感到不适，应当及时与医生沟通，而不是擅自停药或减少药量。忽视高血压的治疗可能会导致严重的后果，如出现高血压的慢性并发症或急性心脑血管急症。

2.面对药物副作用的正确做法

面对药物可能带来的副作用，最重要的是不要自行决定停药或调整药量。以下是一些正确的做法：

（1）与医生沟通： 如果担心副作用，可以与医生讨论你的顾虑。医生可能会根据你的情况调整药物类型或剂量，选择副作用更少或更适合你的药物。

（2）监测反应： 在开始服用新药时，注意观察身体的反应。如果出现副作用，不要慌张，先咨询医生是否需要调整治疗方案。

（3）科学看待副作用： 了解药物的常见副作用，明白大多数情况下这些反应是暂时的，并可以通过调整用药时间或剂量来缓解。

担心药物副作用是一种可以理解的心理反应，但为了避免严重的健康风险，高血压患者不能因噎废食。通过与医生保持沟通，正确使用降压药物，并定期监测血压，可以在控制血压的同时，将副作用降到最低。这样，才能真正保护你的健康，预防高血压带来的各种并发症。

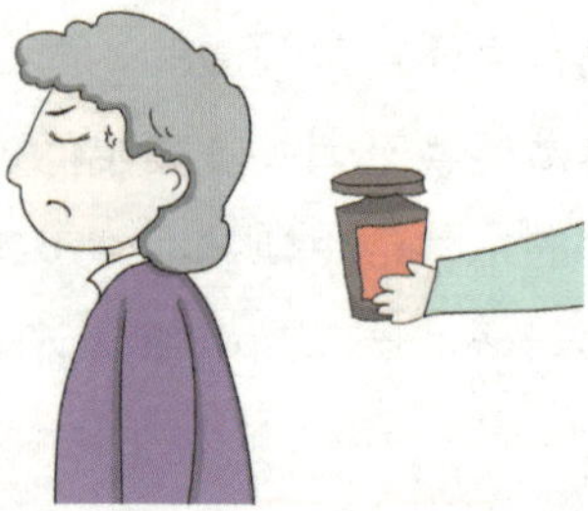

（五）自我停药或调整药物剂量

很多高血压患者都有过这样的想法：“我现在感觉挺好的，血压也不高了，是不是可以少吃点药，或者干脆停掉？”这听起来似乎很合理，但实际上，这种做法可能会带来很大的风险。擅自停药或调整药物剂量不仅可能导致血压反弹，还可能引发更严重的健康问题。

1.药物依从性的重要性

高血压是一种需要长期管理的慢性病，药物治疗是控制血压的关键手段。医生根据你的具体情况开具药物，不仅是为了降低血压，更是为了预防长期的并发症，如心脏病、脑卒中和肾病。当你擅自停药或调整剂量，可能会导致血压迅速回升，这就是所谓的“血压反弹”效应。高血压的反弹不仅可能比之前的血压水平更高，还会增加心血管事件的风险。正因为如此，血压稳定下来往往是药物起效的结果，而不是病情自愈的表现。

张阿姨，今年65岁，患有高血压多年。她一直严格按照医生的处方服药，血压控制得不错。一次，她听邻居说“药吃多了对身体不好”，于是决定减少药量，甚至在一段时间后完全停药。起初，她并没有感到明显的不适，但几个月后的一天，她突发一侧肢体活动不利伴言语不清，被紧急送往医院，诊断为脑出血。医生告诉她，这次严重发作就是因为她擅自停药导致血压急剧上升所致。张阿姨的经历警醒我们，高血压药物不能随便停，也不能自行调整剂量。

高血压药物的使用需要遵循医生的指导，因为医生会根据你的病情、年龄、体质、合并症等因素制定最适合的治疗方案。这些药物不仅帮助你控制血压，还能保护你的心、脑、肾等重要器官，防止它们因长期高血压受损。当你觉得需要调整药物剂量或停药时，一定要先咨询医生。医生可能会根据你的血压监测数据、症状表现和其他健康指标来决定是否调整治疗方案。有时医生会逐渐减少药物剂量，但这必须在专业指导下进行，确保安全。

2.调整药物的正确做法

如果你认为血压已经控制得很好，想要调整药物，正确的做法是：

（1）咨询医生： 任何药物调整都应在医生的指导下进行。医生会根据你的健康状况评估是否需要改变治疗方案。

（2）按时复诊： 定期回医院复诊，医生可以通过检查和评估，判断药物治疗的效果，并根据情况进行调整。

（3）坚持监测： 即使感觉良好，也要坚持监测血压，保持对自己健康状况的了解。

擅自停药或调整药物剂量是高血压治疗中的一个危险误区。高血压的管理需要长期的、持续的药物治疗和专业的医学指导。

通过遵循医生的建议，你可以有效控制血压，减少并发症的风险，保持健康的生活。记住，血压的稳定并不是停止治疗的信号，而是表明药物正在发挥作用。

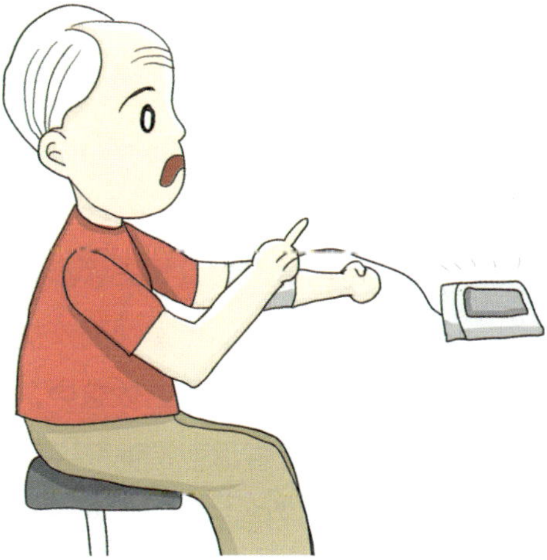

（六）中老年人才会得高血压

很多人都觉得高血压是“中老年人的病”，认为只有年纪大了才需要担心血压问题。年轻人呢，往往觉得自己身体好，精力充沛，高血压离自己还远得很。其实，这种想法大错特错。高血压并不是中老年人的“专利”，越来越多的年轻人，甚至儿童和青少年，也正在面临高血压的威胁。

1.年轻人也会得高血压

随着生活方式的变化，年轻人患高血压的比例在逐年上升。高盐高脂饮食、缺乏运动、长期压力、过度饮酒、吸烟，甚至熬夜等不健康的生活习惯，都可能让年轻人过早地成为高血压患者。更令人担忧的是，很多年轻人因为没有定期检查，或认为自己“年轻无敌”，根本不会去在意这些问题。等意识到时，可能血压已经高了很久。

小王今年才30岁，刚刚晋升为公司主管。工作压力大，经常加班熬夜，饭局应酬也不少，生活节奏快而不规律。他一直觉得自己身体棒棒的，直到一次公司组织的体检中，发现他的血压竟然达到了160/100mmHg。医生告诉他，他已经是高血压患者了。小王大吃一惊，原以为这是“老年病”，没想到自己这么年轻就中招了。医生还说，如果他继续这样不规律的生活，高血压可能会引发更严重的健康问题，比如心脏病或中风。

2.年轻人高血压的风险因素

年轻人患高血压的原因很多，除了遗传因素外，主要还是生活方式和外部环境的影响。以下是一些常见的风险因素：

（1）不健康的饮食：高盐、高脂肪和高热量的饮食会增加血压。快餐、外卖、零食等虽然方便，但其中往往含有大量的盐和不健康的脂肪。

（2）缺乏运动：久坐不动的生活方式，尤其是对整天坐办公室的年轻人来说，容易导致体重增加和血压升高。

（3）压力大：职场竞争激烈、生活节奏快、工作和生活压力大，都会导致血压升高。

（4）不良生活习惯：吸烟、过量饮酒、熬夜等不良习惯都是高血压的“帮凶”。

3.面对血压青年人的正确做法

无论年纪大小，都应该关注自己的血压，尤其是有高血压家族史或生活习惯不健康的年轻人，更需要定期监测血压，并采取积极的预防措施：

（1）定期体检：建议每年进行一次全面体检，特别是监测血压水平，及早发现问题。

（2）健康饮食：多吃蔬菜水果，减少盐和脂肪的摄入，控制体重。

（3）增加运动：每周至少进行150分钟的中等强度运动，如快走、游泳、骑车等。

（4）管理压力：通过瑜伽、冥想或适当的休闲活动来缓解压力，保持心理健康。

（5）远离不良习惯：戒烟限酒，保持规律作息，避免熬夜。

总而言之，无论年龄大小，关注血压、定期检查、保持健康的生活方式，才能有效预防高血压及其并发症，保障长久的健康。不要等到身体发出警告才重视，预防高血压，从年轻时就要开始。

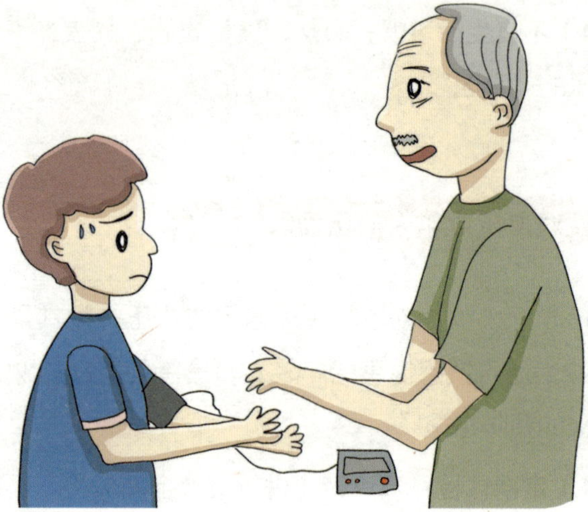

（七）草药或保健品能替代降压药物

不少人认为草药或保健品是“天然的”，既能降压，又没什么副作用，比吃药要安全得多。于是，他们选择放弃或减少使用医生开的降压药，转而依赖草药或各种保健品来控制血压。这看起来似乎是一种“健康”的选择，但实际上，这种做法可能会让你的健康陷入危险境地。

1.草药和保健品的误区

草药和保健品确实有其作用，有些成分也可能对健康有益。但问题在于，它们的效果往往未经严格的科学验证，更重要的是，它们不能替代正规药物的作用。降压药物是经过大量临床试验验证的，它们能够有效降低血压，预防心血管疾病。而草药和保健品在这一点上远远达不到同样的效果。有些草药或保健品可能在短期内对血压有一定的调节作用，但它们并不能从根本上控制高血压。更糟糕的是，一些草药可能会与降压药物发生相互作用，导致药效降低，甚至引发不良反应。这种“盲目相信天然”的做法，可能让你的血压失控，甚至引发更严重的健康问题。

2.保健品的局限性

保健品往往是作为饮食的补充，而不是用来治疗疾病的药物。它们可能含有一些对健康有益的成分，但这些成分的含量、纯度和作用机制通常并不清楚。此外，保健品的生产和销售监管相对宽松，不同品牌之间质量参差不齐，成分不明或含量不足的情况也时有发生。如果把保健品当作主要的降压手段，可能会延误正规治疗，最终导致严重后果。

3.对于保健的正确做法

如果你正在服用降压药物并考虑使用保健品或草药，一定要记住以下几点：

（1）先咨询医生：在使用任何草药或保健品前，一定要先咨询你的医生。医生可以告诉你这些产品是否适合你，是否会与正在使用的药物产生不良反应。

（2）坚持使用降压药：除非医生建议，否则不要擅自停止或减少降压药的剂量。保健品可以作为饮食的补充，但不能替代药物治疗。

（3）警惕宣传噱头：不要轻信“天然无害”的宣传，任何声称能“治愈”高血压的保健品都需要保持警惕。如果一个产品听起来好得不像是真的，那它很可能就不是真的。

综上所述，尽管草药和保健品可能对健康有一定益处，但不能依赖它们来控制血压。高血压是一种需要长期管理的慢性疾病，只有在医生的指导下使用正规药物，才能有效控制血压，预防心血管疾病和其他并发症的发生。不要被“天然”二字迷惑，科学治疗才是健康的保障。

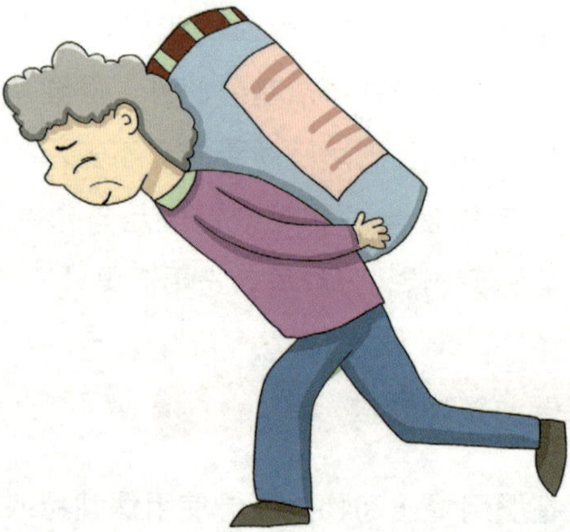

（八）高血压药物依赖性强，会成瘾

很多人在听到“长期服用药物”这个词时，都会有一种自然的抗拒，特别是涉及高血压药物时。一些人担心，长期使用降压药会导致“依赖”或“成瘾”，觉得一旦开始吃药就不能停了，会让身体变得越来越依赖药物。这种担忧看似合理，但其实是对高血压药物的误解。

1.药物依赖与高血压药物的区别

首先，我们来澄清一下什么是“药物依赖”。药物依赖通常指的是身体或心理对某种药物产生了依赖性，需要不断增加剂量才能达到同样的效果，甚至在停药后会出现戒断症状。常见的如一些止痛药、安眠药或成瘾性物质，它们确实可能引发这种问题。

但是，高血压药物并不属于这一类。高血压药物的作用是帮助控制血压，让它保持在一个安全的范围内。长期使用降压药物的确是必要的，但这并不是因为身体“上瘾”了，而是因为高血压本身是一种长期存在的慢性病，需要持续控制。如果你停药，血压可能会回升，并非因为身体“依赖”药物，而是因为失去了药物的控制作用。

2.高血压药物的正确理解

高血压药物的设计目标是帮助你长期控制血压，减少心脏病、中风等严重并发症的风险。它们不会让你“上瘾”，也不需要不断增加剂量才能维持效果。相反，稳定的药物治疗可以让你的血压保持在正常范围内，从而降低发生严重心血管事件的可能性。

长期服用高血压药物并不意味着身体对药物产生了依赖，而是因为高血压本身是一种需要长期管理的疾病。停止药物治疗会导致血压失控，并非因为药物成瘾，而是因为疾病本身没有得到控制。

3.关于服用降压药的正确做法

如果你对长期服用药物有任何担忧，最好的办法是和你的医生进行沟通。医生可以根据你的病情和药物的效果，给予你合理的建议。以下是几点建议：

（1）按时服药：高血压是一种慢性病，药物治疗是长期控制血压的有效方法，不要自行停药或调整剂量。

（2）定期复诊：定期复诊，让医生评估你的病情和治疗效果，并根据需要调整治疗方案。

（3）了解药物作用：通过与医生沟通，了解你所服用的药物是如何起作用的，以及为什么需要长期服用，这可以帮助你减少对药物的误解和担忧。

总的来讲，高血压药物并不会导致“药物依赖”或“成瘾”。它们的作用是帮助你控制血压，预防并发症，保持健康。长期服用药物是管理高血压的重要手段，而不是因为身体对药物产生了依赖。通过科学的治疗和正确的理解，你可以更好地管理高血压，保护自己的健康。

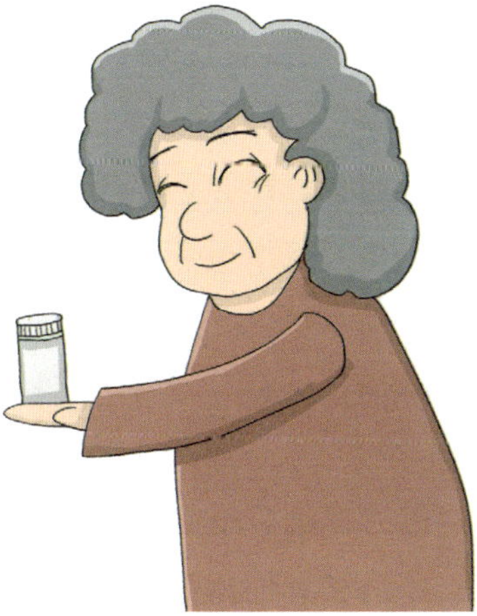

（九）高血压可以完全治愈

许多人会觉得，高血压就像感冒一样，只要经过一段时间的治疗，就可以完全治愈，不再需要服药或监测了。这种想法其实是个大误区。高血压并不像某些急性病一样可以彻底治愈，而是一种需要长期管理的慢性病。虽然通过治疗可以将血压控制在正常范围内，但这并不意味着高血压已经消失了，也不意味着可以停止治疗。

1.高血压的慢性特点

高血压是一种慢性病，这意味着它通常会持续存在，可能伴随一生。高血压的成因包括遗传、生活方式、饮食习惯、体重等多种因素。即使通过药物和生活方式的调整可以控制血压，但一旦停止治疗或放松管理，血压往往会再次升高。把高血压想象成一座水坝，药物和健康的生活方式就像控制水位的闸门。如果你保持药物治疗和健康的生活方式，水位（血压）就会稳定在安全范围内。但是，如果你关掉闸门（停药或不再关注健康习惯），水位可能会迅速上升，导致严重后果。

2.高血压的管理与控制

高血压的治疗目标是控制血压，将其维持在正常范围内，以减少心脏病、中风和其他相关并发症的风险。这个过程需要长期的、持续的努力，通常包括：

（1）药物治疗：降压药物帮助将血压控制在安全范围内，并减少心血管事件的风险。这些药物的使用通常是长期的，除非医生明确建议，否则不应自行停药。

（2）生活方式改变：健康饮食、规律运动、减重、戒烟限酒等措施是控制高血压的重要组成部分。即使血压已经降到正常范围，这些健康习惯也必须坚持下去。

（3）定期监测：即使血压正常，也需要定期测量血压，保持对自己健康状况的了解，确保治疗效果稳定。

3.对于高血压管理的正确做法

面对高血压，正确的态度应该是“长期管理”，而不是“短期治愈”。以下是一些建议：

（1）不要擅自停药：除非医生明确告知，否则不要自行停药或调整药物剂量。

（2）持续保持健康生活方式：即使血压控制良好，也要继续保持健康的饮食和运动习惯。

（3）定期复诊：让医生根据你的健康状况进行评估，并根据需要调整治疗方案。

高血压是一种需要终身管理的慢性病，而非可以彻底治愈的短期疾病。虽然通过科学的治疗和健康的生活方式可以控制血压，但这种控制需要持续进行。如果误以为高血压已经治愈，擅自停止治疗，可能会导致严重的健康问题。通过正确的理解和管理，保持血压的长期稳定，才能真正保障健康。

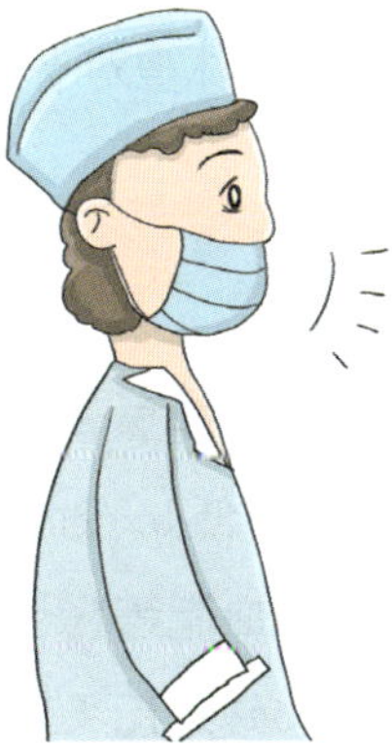

（十）体重不影响血压

有些人觉得体重和血压之间没有直接关系，只要不感到不适，就不用担心体重的问题。然而，体重和血压之间有着密切的联系，超重或肥胖是导致高血压的一个重要风险因素。换句话说，你的体重增加了，你的血压很可能也会随之升高。忽视体重的控制，可能会使血压管理变得更加困难。

1.体重与血压的关系

当你的体重增加时，身体的脂肪量也会增加。这些脂肪不仅仅是堆积在你能看到的地方（比如腹部、臀部），它们还会沉积在血管周围，增加血管的阻力，使得心脏需要更用力地泵血，才能将血液输送到全身各处。这种额外的压力最终反映在你的血压上，使得血压升高。此外，超重或肥胖往往伴随着胰岛素抵抗、代谢综合征等问题，这些问题进一步增加了患高血压的风险。因此，保持健康的体重对于控制血压至关重要。

2.减重对血压的益处

研究表明，适度的减重就能显著降低血压。一般来说，体重每减少1千克，血压可以降低1～2mmHg。减重不仅有助于降低血压，还可以改善血糖、血脂等代谢指标，减少患心血管疾病的风险。保持健康体重的好处还不仅仅限于身体健康，它还能提高生活质量，让你感觉更有活力、更轻松。此外，通过减重，你可能会发现你的降压药物剂量也可以适当减少，这样也可以减少药物的副作用。

3.对于体重管理的正确做法

为了预防和控制高血压，保持健康的体重至关重要。这里有一些建议：

（1）保持健康饮食：减少高盐、高脂肪、高糖食物的摄入，多吃蔬菜、水果和全谷物。

（2）增加运动量：每周至少进行150分钟的中等强度运动，如快走、骑自行车、游泳等。

定期监测体重：养成定期称重的习惯，确保体重保持在健康范围内。

（3）设定合理目标：如果体重超标，设定一个逐步减重的目标，而不是追求快速减重。每周减掉0.5～1千克是比较合理的速度。

体重对血压有着重要影响，超重和肥胖是高血压的主要风险因素之一。通过控制体重，不仅可以有效预防高血压，还能改善已有高血压患者的病情。不要忽视体重管理的重要性，健康的体重是保持血压稳定、预防心血管疾病的关键因素。

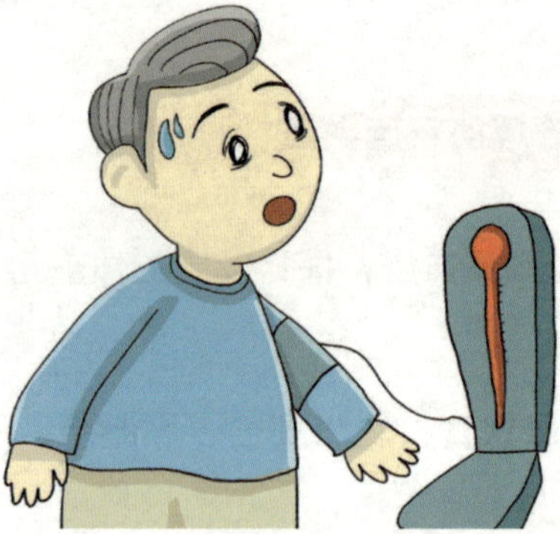

（十一）运动会使高血压恶化

很多高血压患者会担心运动会让血压升高，甚至觉得运动可能会让病情恶化。于是，他们选择减少甚至完全避免体力活动，以为这能更好地保护自己的健康。其实，事实却恰恰相反。适当的运动不仅不会加重高血压，反而是管理和控制高血压的一个重要环节。

1.运动对高血压的好处

运动对心血管健康有很多好处，它不仅有助于降低血压，还能改善血管功能，增强心脏的工作效率。通过运动，身体的整体代谢率提高，血液循环得到改善，血管的弹性也会增强，从而减少高血压的风险。长期坚持适度的有氧运动，如快走、游泳、骑自行车等，能够帮助稳定血压，并降低心脏病和中风的风险。简单来说，运动就像给你的血管和心脏做了一次“体检”，让它们保持灵活和健康，而不是僵硬和紧张。虽然在运动的过程中，血压可能会暂时升高，但在运动结束后，血压往往会下降到比运动前更低的水平，尤其是在坚持锻炼一段时间后，这种效果会更加显著。

2.如何安全地进行运动

对于高血压患者来说，选择合适的运动方式和强度非常重要。以下是一些建议：

（1）选择有氧运动：快走、游泳、骑自行车、跳舞等都是很好的选择。这些运动能够增加心肺功能，同时帮助降低血压。

（2）循序渐进：从轻度运动开始，逐渐增加强度和时间。比如，先从每天15分钟的快走开始，逐渐增加到30分钟或更长时间。

（3）监测血压：在开始新的运动计划之前，最好咨询医生并了解自己的血压状况。运动前后监测血压，确保在安全范围内进行。

（4）避免剧烈运动：高血压患者应避免短时间内剧烈的力量训练或高强度运动，这类运动可能会导致血压急剧升高。

3.加强运动的正确做法

运动对高血压患者是有益的，但必须根据个人情况进行选择和调整。以下是一些建议：

（1）与医生沟通：在开始任何新的运动计划之前，先与医生沟通，了解哪些运动适合自己，以及应该注意哪些事项。

（2）保持规律：运动的关键在于坚持。每周进行150分钟中等强度的有氧运动，分为几天完成，可以带来显著的健康益处。

（3）关注身体信号：如果在运动中感到头晕、胸痛或呼吸困难，应该立即停止运动，并及时咨询医生。

整体而言，运动不会使高血压恶化，反而是控制和管理高血压的重要手段。通过适度的有氧运动，患者可以有效降低血压，增强心血管健康，减少并发症的风险。不要让对运动的误解阻碍你走向健康的步伐，科学合理地进行运动，能够让你更好地管理血压，保持身心健康。

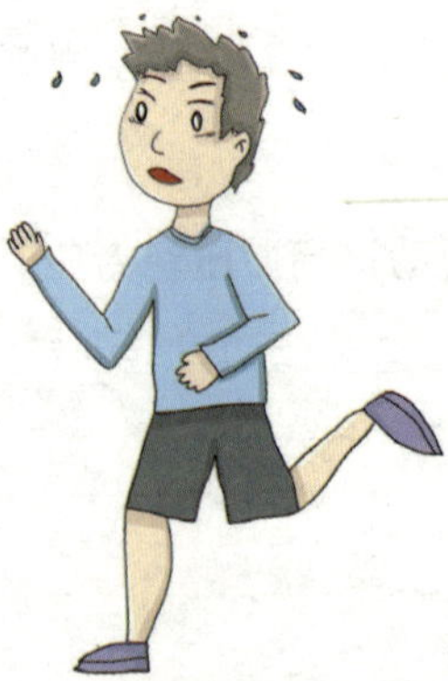

（十二）食盐摄入量与血压无关

有些人认为，吃盐多少和血压高低之间并没有什么直接关系，所以在饮食上也没太注意控制盐的摄入。其实，食盐摄入量与血压之间有着密切的关系，特别是对于已经有高血压或者有高血压倾向的人来说，过量的盐摄入可能会让血压变得更加难以控制。

1.盐和血压的关系

食盐的主要成分是氯化钠，当摄入过多的盐时，体内的钠含量会增加。钠是维持体内水分平衡的一个关键元素，它会让身体保留更多的水分。这多余的水分就会增加血液的总体积，从而导致血压升高。简单来说，摄入过多的盐会让血液变得“更多”，让心脏和血管承受更大的压力，久而久之就会使血压上升。此外，长期摄入高盐饮食会导致血管变得僵硬，增加心脏负担，这也会进一步导致血压升高。因此，减少盐的摄入是控制和预防高血压的一个重要措施。

2.如何控制盐的摄入

减少盐的摄入并不意味着食物变得寡淡无味。你可以通过一些简单的方式来减少盐的摄入，同时保持食物的美味：

（1）选择低盐食品：在购买食品时，尽量选择标有“低钠”或“无钠”字样的食品。

（2）用天然香料调味： 用大蒜、姜、柠檬汁、醋、胡椒粉等天然调味品来代替盐，让食物保持美味的同时减少盐的使用。

（3）减少酱料的使用： 酱油、酱料、调味汁等往往含有大量盐分，使用时尽量少量，或选择低盐版本。

（4）慢慢减少： 如果你已经习惯了重口味，可以逐渐减少盐的使用量，给味蕾一个适应的过程。

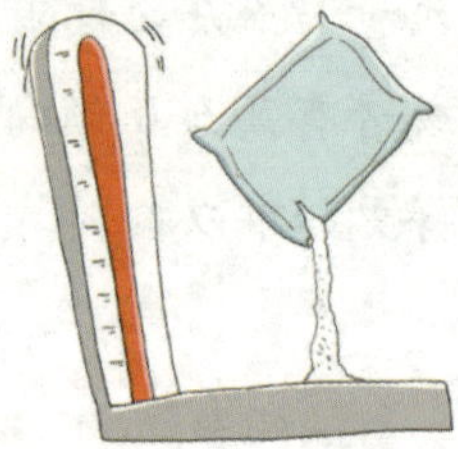

3.对于食盐管理正确的做法

控制食盐摄入量对于预防和管理高血压至关重要。以下是一些建议：

（1）每日盐摄入量： 世界卫生组织建议，每天的盐摄入量应控制在5克以下，大约相当于一小茶匙。

（2）读懂食品标签： 在购买食品时，学会看食品标签上的钠含量，尽量选择钠含量低的食品。

（3）就餐时注意： 外出就餐时，可以要求减少菜肴中的盐分，并避免选择腌制食品或高盐小吃。

总之，食盐摄入量与血压有着密切的关系，过量摄入盐可能导致血压升高，增加患高血压及其并发症的风险。通过控制盐的摄入量，你可以更好地管理血压，减少心血管疾病的风险，保持健康的生活。减少盐并不意味着牺牲口味，只要注意方法，你依然可以享受美味的同时，保护自己的健康。

二、高血压诊疗的十大常见问题

（一）什么时候吃降压药最合适？

很多高血压患者都会问：“我应该在什么时候吃降压药最合适呢？”这其实是一个非常重要的问题，因为正确的服药时间不仅能帮助你更好地控制血压，还能减少药物的副作用。

1.为什么时间很重要？

我们的身体有自己的生物钟，血压在一天中并不是一成不变的。一般来说，血压在早晨刚起床时会达到一个高峰，然后在下午和晚上逐渐下降。因此，选择合适的时间服用降压药，可以让药物在血压最需要的时候发挥最大效果。

（1）早晨服药：对于大多数降压药物来说，早晨起床后服用是比较常见的选择。这样做的好处是，药物可以在血压最高的时候（通常是上午）开始起效，从而更好地控制全天的血压水平。

不过，早晨服药也要注意一些问题。如果你使用的是长效降压药，通常一天只需要服用一次，可以在早晨起床后服用；但如果你用的是短效药物，可能需要一天服用两次，医生可能会建议你在早晨和晚上分别服用。

（2）晚上服药：有些患者的血压在晚上会有所升高，或者医生发现他们的血压在夜间控制不理想。这种情况下，医生可能会建议在晚上服用降压药。尤其是那些夜间血压升高的患者，晚上服药有助于降低夜间的血压，减少心脏病和中风的风险。

不过，需要注意的是，晚上服药可能会让一些人感到头晕、起夜增加等。因此，如果你被建议晚上服药，一定要根据医生的建议调整剂量或服药时间，避免影响睡眠或增加跌倒的风险。

（3）分次服药：对于一些需要更严格控制血压的患者，医生可能会建议分次服药，比如早晚各一次。这种方法可以让血压在全天都保持稳定，而不是在某些时间段内波动过大。

2.如何选择最适合你的时间？

（1）听取医生建议：每个人的身体状况和药物反应都不同，最好的做法是根据医生的建议选择服药时间。医生会根据你的血压波动情况、日常作息和具体药物来建议最佳服药时间。

（2）观察反应：无论是早晨、晚上还是分次服药，都需要根据你自己的反应进行调整。如果感到头晕、疲劳等不适症状，及时与医生沟通，调整服药时间或剂量。

（3）不要擅自更改：如果已经确定了一个固定的服药时间，最好不要随意更改，因为不规则的服药时间可能导致血压控制不稳定。

服用降压药的最佳时间因人而异，取决于你的血压波动情况和药物的特性。一般来说，早晨起床后是比较常见的服药时间，但在某些情况下，晚上或分次服药可能更合适。最重要的是，始终按照医生的建议来选择和调整你的服药时间，这样才能让降压药物发挥最佳效果，帮助你稳定血压，保护心血管健康。

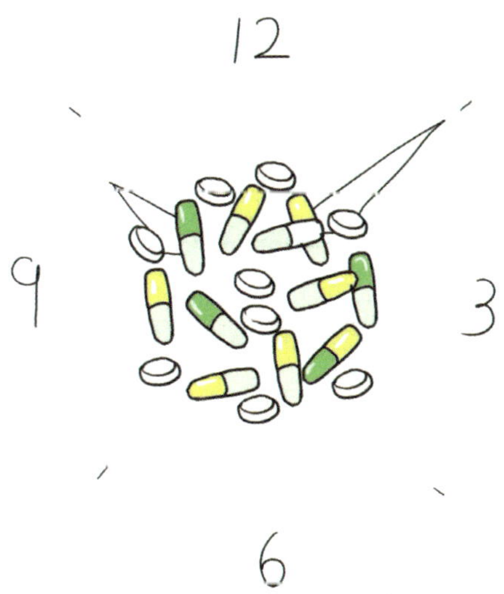

（二）降压药可以空腹服用吗？

很多患者在服用降压药时，会想知道一个重要的问题：“这些药物可以空腹服用吗？”这个问题并不简单，因为不同的降压药对空腹或随餐服用有不同的要求。了解什么时候以及如何服用降压药，可以帮助你获得最佳的药效，同时减少副作用。

1.为什么有些药物不能空腹服用？

药物的吸收与胃内容物的存在密切相关。空腹时，胃里没有食物，药物会直接进入胃和小肠，这可能导致药物吸收过快或刺激胃黏膜，引起不适。因此，有些药物建议随餐服用，以缓解胃肠道不适，或者因为食物能延缓药物的吸收，使药效更持久。然而，也有一些药物在空腹状态下吸收效果更好，能够更快地起效。这类药物如果随餐服用，可能会因为食物的干扰而减弱药物的效果。因此，是否空腹服用要根据具体药物而定。

2.如何确定你的药物是否可以空腹服用？

最好的方法是仔细阅读药品说明书，或者直接咨询你的医生或药剂师。他们会根据你的具体药物和个人情况，给出最合适的建议。如果你发现空腹服药后出现胃部不适，可以与医生讨论是否可以调整服药时间或方法。

3.正确的服药习惯

无论你的药物是空腹还是随餐服用，保持规律性是最重要的。每天在同一时间服药，能帮助你更好地控制血压，同时也有助于你养成良好的服药习惯，减少漏服或错误服药的风险。

降压药是否可以空腹服用，取决于具体的药物类型和个人健康状况。某些药物在空腹时吸收更好，而另一些则建议随餐服用以减少不适。为了确保你得到最佳的治疗效果，务必遵循医生的建议或药品说明书中的指导。如果你对药物的服用方式有任何疑问，及时咨询医生或药剂师，以确保你的血压管理安全有效。

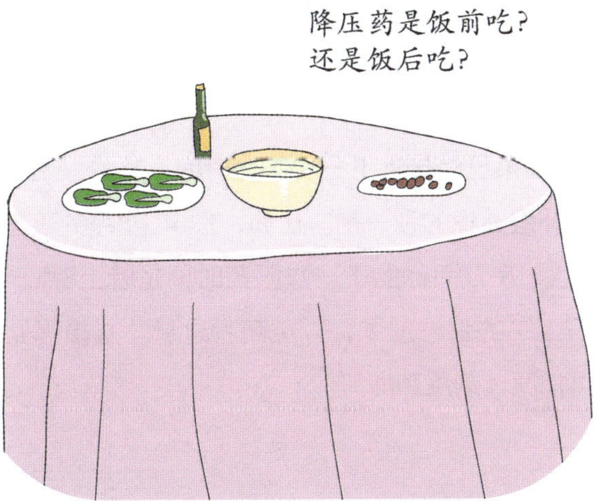

（三）如果漏服一次药怎么办？

高血压患者在日常服药过程中，难免会有忘记吃药的时候。于是很多人会问："如果我忘记吃一次降压药，该怎么办？"这是一个很常见的问题，也很重要，因为处理不当可能会影响血压的控制效果。

1.第一时间想一想：多久前错过了服药时间？

当你意识到忘记吃药时，首先要做的是评估一下离你该吃药的时间已经过去多久了。

（1）如果时间不长：例如几个小时内，你可以尽快补服这一剂药物，然后接着按原来的时间表继续服药。比如，你早上8点应该吃药，但你在上午10点才发现忘了吃药，那么这个时候可以马上补服。

（2）如果已经接近下一次服药时间：比如只剩下几小时，建议不要补服漏掉的那一剂。比如，你早上8点的药忘了吃，下午4点才想起来，而你的下一次服药时间是晚上8点，这时就不要再补服上午的那一剂了，以免药物过量。直接等到下一次服药时间再按原计划服药即可。

2.切忌双倍补药

有些患者可能会觉得，既然漏掉了一次药，那下一次干脆吃两倍的剂量来“补上”。这种做法是错误的。双倍剂量可能会导致血压骤降，引发头晕、乏力，甚至是危险的低血压状态。尤其是某些作用强的降压药，剂量过大可能会对心脏和血管系统产生严重影响。所以，如果你漏掉了一次药，千万不要在下一次加倍补药，正常服用下一剂即可。

3.避免经常漏服药物

虽然偶尔漏服一次药问题不大，但如果经常漏服药物，可能会导致血压控制不稳定，增加心脏病和中风的风险。为了避免漏服药物，你可以采取一些简单的措施：

（1）设定提醒：用手机或电子设备设定服药提醒，可以帮助你按时服药。

（2）养成习惯：将服药与日常习惯挂钩，比如每天早饭后、刷牙前或睡觉前，这样更容易记住。

（3）药盒分类：使用有标记的药盒，帮助你清楚地看到每天的药物是否已服用。

4.如果漏服药物后感到不适怎么办?

如果你因为漏服药物而感到头晕、心跳加速或有其他不适，应尽快联系医生或到医院检查。医生可以根据你的情况提供指导，确保血压不会因为一次漏服而出现严重问题。

总之，漏服一次降压药并不可怕，关键在于正确处理。如果刚刚错过药物服用时间，可以尽快补服；如果已经接近下一次服药时间，跳过这次漏服，按计划服用下一剂。不要加倍服药，以免引发不良反应。同时，养成良好的服药习惯，尽量避免漏服，确保血压稳定在安全范围内。

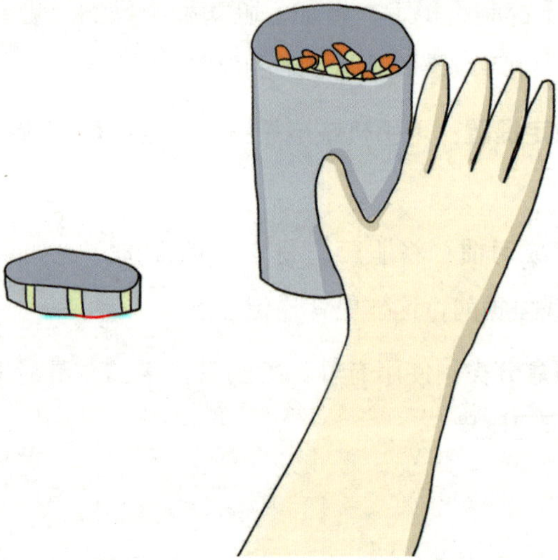

（四）降压药会不会影响肝肾功能？

有人可能会问，“降压药会不会对我的肝脏和肾脏造成伤害？”这是一个非常合理的担忧，因为肝脏和肾脏是身体中负责代谢和排泄药物的主要器官。长期使用药物确实可能对这些器官产生影响，但是否真的会对肝肾功能造成伤害，还要具体情况具体分析。

1.药物如何影响肝脏和肾脏？

当你服用药物后，药物进入血液，通过肝脏进行代谢。肝脏是一个“加工厂”，它会把药物分解成更容易排出体外的物质。分解后的产物大部分通过肾脏从尿液中排出。如果肝脏或肾脏功能有问题，这些药物可能在体内积聚，导致毒性增加。然而，大多数降压药物在经过合理的剂量和医生的监督下使用时，对肝脏和肾脏的影响是非常有限的。只有在长期高剂量使用或者患者本身肝肾功能较差的情况下，才有可能对这些器官造成损害。

2.不同类型降压药的肝肾影响

（1）ACEI类药物：这些药物主要通过肾脏排泄，所以如果你有肾功能不全，医生通常会监测你的肾功能，并可能调整剂量。长期使用ACE抑制剂通常不会严重损害肝肾功能，但需要定期检查肾功能。

（2）ARB类药物：这些药物对肝肾功能的影响较小，特别是对于肾功能减退的患者来说，ARB类药物是一个较为安全的选择。

（3）钙通道阻滞剂：这些药物大多通过肝脏代谢，因此对肝功能有一定要求。如果有肝功能损害的病史，医生会更加谨慎地选择剂量。

（4）β受体阻滞剂：大多数β受体阻滞剂，如普萘洛尔和美托洛尔，主要通过肝脏代谢，因此肝功能不全的患者可能需要调整剂量，以避免药物在体内积聚而引发不良反应。少数β受体阻滞剂，如阿替洛尔，主要通过肾脏排泄，在肾功能受损的患者中可能会导致药物在体内积聚，因此需要根据肾功能状况调整剂量。

（5）利尿剂：这些药物通过增加尿量帮助身体排出多余的钠和水，对肾脏有一定的负担，但在合理使用的情况下，这种负担通常是可控的。肾功能不全的患者需要特别注意，医生会根据你的具体情况调整使用这些药物的剂量。

3.如何保护肝肾功能？

如果你正在使用降压药物，并且担心肝肾功能的问题，有几个重要的措施可以帮助你保护这些器官：

（1）定期检查：每隔一段时间，进行肝功能和肾功能的血液检查。这能帮助医生监测你的肝肾功能是否正常，确保药物不会对你造成伤害。

（2）饮食调理：保持健康的饮食，减少对肝肾的负担。避免过量饮酒，减少高脂、高盐饮食，可以帮助你减轻肝脏和肾脏的压力。

（3）避免其他伤肝肾的药物：如果你已经在服用降压药，尽量避免同时使用对肝肾有损害的其他药物，如某些止痛药（如布洛芬）或长期大量使用的抗生素。在使用新药前，务必告知医生你当前的药物情况。

4.正确的做法

担心降压药对肝肾的影响是正常的。然而，大多数降压药在合理使用下，对肝脏和肾脏的影响是有限的。通过定期检查和健康的生活方式，你可以有效减少药物对这些器官的负担，确保长期治疗的安全性。最重要的是按时按量服药，不要擅自改变剂量或停药。如果你有肝肾功能的问题，或者在服药期间出现异常的身体反应，如黄疸、尿量减少、尿色深等，应该立即就医。医生会根据你的具体情况，调整治疗方案或选择对肝肾更安全的药物。

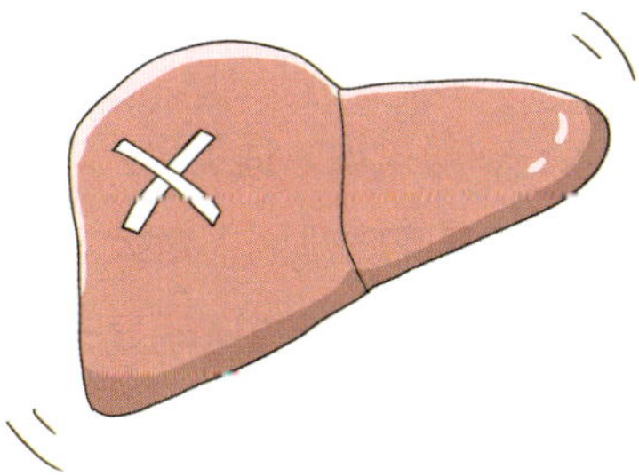

（五）高血压患者可以喝咖啡吗？

咖啡是很多人日常生活中不可或缺的一部分。对于高血压患者来说，能否饮用咖啡的问题并不是那么简单，因为咖啡因确实会对血压产生一定的影响，但具体情况因人而异。

1.咖啡因对血压的影响

咖啡因是咖啡中的主要成分，它能刺激中枢神经系统，短时间内让人感到更清醒、更有精神。然而，咖啡因也会引起血管收缩，从而导致血压升高。研究表明，在喝咖啡后，部分人群的血压会有轻微的上升，尤其是那些对咖啡因敏感的人。这种上升通常是暂时的，持续时间为30分钟到2小时。然而，这并不意味着高血压患者就必须完全远离咖啡。重要的是要了解你自己的身体如何对咖啡因作出反应。对于一些人来说，适量饮用咖啡对血压影响不大，而另一些人可能会因此出现较明显的血压波动。

2.适量饮用的建议

（1）适量摄入：一般来说，适量摄入咖啡因是安全的。每天1～2杯咖啡（200～300毫克咖啡因）对大多数人来说是一个合理的范围。但如果你发现喝咖啡后血压明显升高，或者感到心悸、头晕等不适，应减少咖啡的摄入量，或者选择不含咖啡因的饮品。

（2）观察反应： 你可以在喝完咖啡后1小时左右测量血压，看看有没有明显变化。如果你的血压在喝咖啡后显著升高，可能需要考虑减少咖啡摄入或与医生讨论其他替代饮品。

（3）避免过量： 避免在短时间内摄入大量咖啡因。一次性饮用过多的咖啡可能会引起血压的大幅波动，尤其是对那些对咖啡因敏感的人。

3.咖啡与心血管健康

一些研究还表明，长期适量饮用咖啡可能对心血管健康有一定的保护作用。咖啡中含有多种抗氧化物质和生物活性化合物，这些成分被认为可能有助于降低心血管疾病的风险。不过，这些潜在的益处不能成为高血压患者大量饮用咖啡的理由。对于有心血管疾病风险的人来说，保持适量摄入、不过量是最明智的选择。

4.特殊情况需注意

（1）与药物相互作用： 咖啡因可能会与某些降压药物发生相互作用，影响药物的效果。如果你正在服用降压药物，最好与医生讨论咖啡的摄入量，以避免潜在的相互作用。

（2）个体差异： 每个人对咖啡因的耐受性不同，有些人可能喝了一杯咖啡就会感到心跳加速、血压升高，而另一些人则完全没有不适。了解自己对咖啡因的敏感性，并根据自身情况调整摄入量，是管理血压的重要一步。

总而言之，高血压患者并不需要完全戒掉咖啡，但必须谨慎对待咖啡因的摄入。适量饮用咖啡对大多数人来说是安全的，但如果你发现咖啡会明显影响你的血压，最好减少摄入量或选择低咖啡因或无咖啡因的替代饮品。保持良好的生活习惯，合理控制咖啡的摄入，可以让你在享受咖啡的同时，有效管理血压，保护心血管健康。

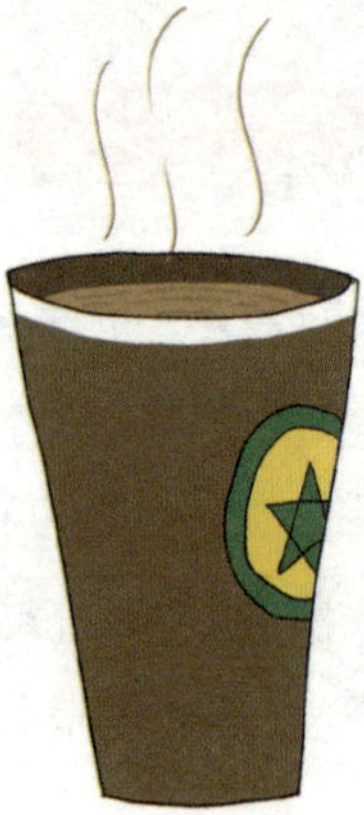

（六）酒精对高血压有何影响?

许多人喜欢在结束一天的工作后喝上一杯酒，无论是啤酒、红酒还是白酒，都能带来短暂的放松感。但是，对于高血压患者来说，喝酒可能并不是一个好主意。很多人都知道过量饮酒对健康有害，但可能并不清楚酒精如何影响血压。那么，高血压患者究竟能不能喝酒呢？又能喝多少呢？

1.酒精如何影响血压?

酒精对血压的影响是多方面的，短期和长期都有不同的表现：

（1）短期影响：在短期内，饮酒后会导致血压暂时升高。这是因为酒精会刺激交感神经系统，使心率加快，血管收缩，从而导致血压上升。有些人会在饮酒后感觉脸部发红、心跳加速，这其实就是血压在上升的表现。

（2）长期影响：长期过量饮酒会导致持续的血压升高，增加患高血压的风险。酒精不仅会损伤血管，还会影响肾脏功能，导致体内水分和盐分的平衡失调，这些都可能引发或加重高血压。

（3）酒精与药物的相互作用：如果你正在服用降压药物，酒精可能会与药物产生相互作用，削弱药物的效果，甚至导致副作用的增加。因此，医生通常建议高血压患者限制饮酒。

2.每天能喝多少酒?

如果你已经患有高血压，控制饮酒量是非常重要的。以下是一些建议：

（1）限量饮酒：一般建议男性每天饮酒不超过2个标准杯，女性不超过1个标准杯。一个标准杯大约相当于350毫升的啤酒，150毫升的红酒，或45毫升的烈酒。

（2）避免“猛饮”：一次性大量饮酒（比如在短时间内喝很多酒）会对血压产生非常不利的影响。猛饮不仅会导致血压急剧升高，还可能引发心脏病、中风等严重健康问题。

（3）选择低酒精度的饮品：如果你喜欢喝酒，可以选择酒精度较低的饮品，或者在饮酒时适量掺水，以减少酒精的摄入量。

3.酒精和心血管健康

有些研究表明，适量饮用红酒，特别是富含多酚的红酒，可能对心血管健康有一定的益处。然而，这些潜在的益处并不能成为高血压患者饮酒的理由。尤其是在已经确诊为高血压的情况下，任何可能导致血压升高的因素都需要谨慎对待。

此外，所谓的“适量饮酒”对于不同的人来说可能意义不同，因此建议高血压患者在考虑饮酒时，最好与医生讨论，根据自己的具体健康状况来决定是否可以饮酒以及饮酒的量。

4.正确的做法

（1）与医生讨论：在决定是否继续饮酒之前，最好咨询你的医生。医生可以根据你的健康状况和用药情况，给出最合适的建议。

（2）定期监测血压：如果你决定饮酒，最好在饮酒前后监测自己的血压，观察酒精对你血压的影响。如果发现血压显著升高，应该立即减少或停止饮酒。

（3）健康的生活方式：减少或戒掉酒精摄入是管理高血压的重要一步。通过健康的饮食、规律的运动和良好的生活习惯，你可以更有效地控制血压，减少心血管疾病的风险。

总的来讲，酒精对血压有直接且显著的影响。对于高血压患者来说，饮酒需要非常谨慎。少量饮酒可能不会对健康产生重大影响，但过量或频繁饮酒则可能导致血压失控，增加心血管疾病的风险。最好的做法是限制饮酒量，甚至在必要时选择戒酒，以确保你的血压得到最好的管理和控制。

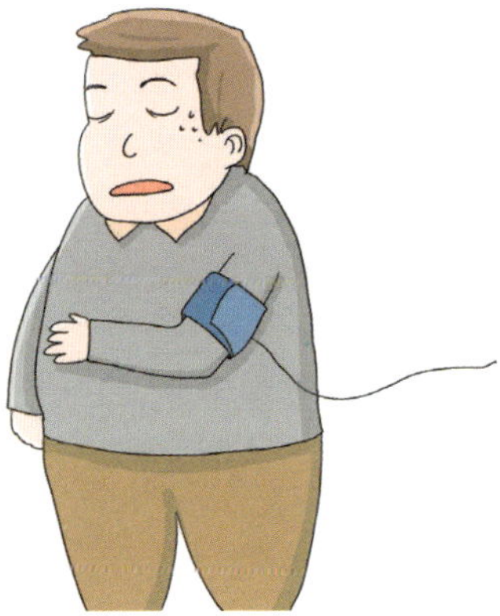

（七）高血压患者能吃什么水果？

很多高血压患者都知道饮食对血压的影响很大，但具体到水果的选择上，可能会有些困惑。毕竟，水果既是健康饮食的一部分，又含有糖分和其他成分。那么，高血压患者应该吃哪些水果呢？哪些水果对控制血压有帮助呢？

1.水果与高血压的关系

水果富含维生素、矿物质和膳食纤维，对整体健康非常有益。尤其是富含钾的水果，对高血压患者特别有好处。钾能够帮助身体排出多余的钠，从而起到降压的作用。此外，水果中的抗氧化剂还可以保护血管，降低心血管疾病的风险。

然而，并非所有水果对高血压患者都同样友好。一些水果含有较高的糖分，如果过量食用，可能会导致体重增加和血糖波动，进而间接影响血压。因此，选择合适的水果并控制摄入量非常重要。

2.对高血压有益的水果

（1）香蕉：香蕉是钾含量非常高的水果之一，钾有助于平衡体内的钠含量，降低血压。此外，香蕉还富含膳食纤维，有助于消化和控制体重。

（2）橙子和柑橘类水果：橙子、柚子等柑橘类水果富含维生素C和钾，对血压控制非常有益。这些水果还有助于增强免疫力，改善血管健康。

（3）猕猴桃：猕猴桃含有丰富的维生素C、E和钾元素，有助于降压和保护心脏。猕猴桃的抗氧化成分还能改善血管功能，降低高血压的风险。

（4）苹果：苹果含有丰富的膳食纤维和抗氧化剂，对心血管健康有很好的保护作用。苹果中的可溶性纤维还能帮助降低胆固醇，从而间接控制血压。

（5）西瓜：西瓜富含水分和钾，有助于利尿和降压。尽管西瓜味甜，但它的卡路里相对较低，因此适量食用不会对血糖造成太大影响。

（6）浆果类水果：蓝莓、草莓、覆盆子等浆果类水果富含抗氧化剂，能够改善血管功能，帮助控制血压。研究表明，浆果中的多酚类物质对降低高血压有积极作用。

3.需要适量食用的水果

（1）葡萄：葡萄含有丰富的抗氧化剂，但同时含有较高的天然糖分。对于高血压患者来说，可以适量食用葡萄，但要注意控制摄入量，避免因过量摄入糖分导致体重增加或血糖波动。

（2）菠萝：菠萝富含维生素C和膳食纤维，有助于消化和增强免疫力。但菠萝也含有较高的糖分，适量食用可以有益健康，但不宜过量。

（3）杧果：杧果是热带水果，含有大量维生素A和C，但糖分也较高。高血压患者可以适量食用，但应控制分量，避免因糖分摄入过多而影响血压控制。

4.控制摄入量的重要性

尽管水果对健康有很多好处，但过量食用某些高糖分水果可能会导致血糖升高，进而影响血压。高血压患者在选择水果时，应优先选择富含钾和抗氧化剂的水果，如香蕉、橙子、猕猴桃、苹果和浆果等。同时，尽量控制高糖分水果的摄入量，保持适度。通过合理选择和摄入水果，配合健康的生活方式，能够更好地管理血压，保护心血管健康。

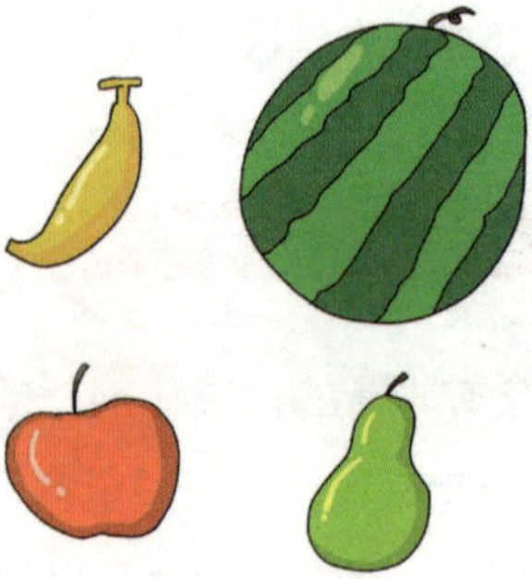

（八）为什么要戒烟?

吸烟有害健康，这个道理大家都知道，但很多人可能并不了解，吸烟对血压的影响有多大。对于高血压患者来说，吸烟不仅仅是一个“坏习惯”，它还是一个让血压更加难以控制的危险因素。因此，戒烟对于高血压患者来说，绝对是一个不容忽视的健康选择。

1.吸烟如何影响血压?

每当你吸一支烟，烟草中的尼古丁就会进入血液，短时间内导致心跳加快，血管收缩。这种反应会让血压瞬间升高，同时心脏也要更加努力地工作来维持血液流动。随着时间的推移，这种持续的压力会让血管变得更硬、更狭窄，增加心脏病和中风的风险。

此外，吸烟还会减少血液中的氧气含量，让身体的各个器官，包括心脏和大脑，承受更大的压力。烟草中的化学物质还会损伤血管壁，促进动脉粥样硬化的形成，这些都会进一步加重高血压的危害。

2.吸烟与高血压的危险组合

对于已经患有高血压的人来说，吸烟会让情况变得更加复杂和危险。吸烟会加剧高血压对心血管系统的损害，增加心脏病、心力衰竭和中风的风险。这是一种“1+1＞2”的效果，也就是说，吸烟和高血压的结合比单纯的吸烟或高血压更容易引发严重的健康问题。

更重要的是，吸烟会削弱降压药物的效果。吸烟者通常需要更高剂量的药物才能达到同样的降压效果，这不仅增加了药物的副作用风险，还可能导致血压难以控制。

3.戒烟的好处

无论你吸烟多长时间，戒烟都会带来显著的健康益处：

（1）短期好处：戒烟后的几个小时内，血压就会开始下降，心率也会逐渐恢复正常。几周内，血液中的一氧化碳含量下降，氧气水平上升，身体的血液循环开始改善。

（2）长期好处：戒烟一年后，心脏病的风险会显著下降；戒烟五年后，中风的风险也会减少到接近不吸烟者的水平。对于高血压患者来说，戒烟还能使血压更容易控制，减少对降压药物的依赖。

4.如何戒烟？

戒烟并不是一件容易的事，但它是值得努力的。以下是一些帮助你成功戒烟的建议：

（1）制定计划：设定一个具体的戒烟日期，并为此做好准备。告诉你的家人和朋友，寻求他们的支持。

（2）寻找替代品：在戒烟初期，可以通过嚼无糖口香糖、喝水或进行深呼吸来缓解尼古丁的渴望。

（3）使用戒烟辅助工具：尼古丁替代疗法（如尼古丁贴片、尼古丁口香糖）或处方药物可以帮助你更容易地度过戒烟的艰难阶段。

戒烟是控制高血压、保护心血管健康的关键一步。吸烟不仅会直接升高血压，还会增加高血压并发症的风险。虽然戒烟可能不容易，但通过科学的方法和坚定的决心，你可以成功戒掉烟瘾，获得更健康的生活。每少吸一支烟，都是为你的健康多争取一分保障。

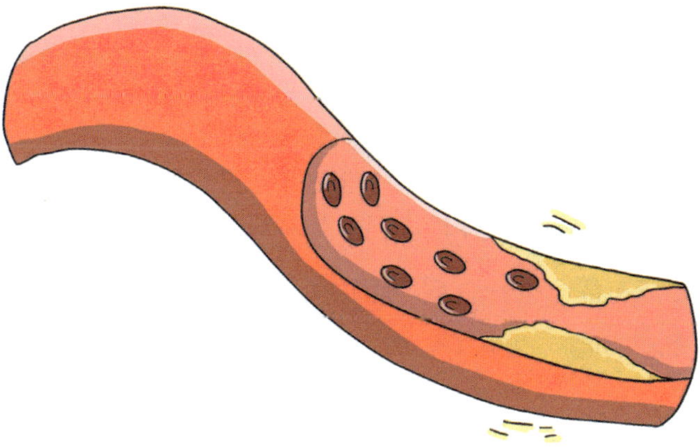

（九）为什么血压在一天中有波动？

你可能注意到，血压并不是一天到晚都保持在同一个水平。实际上，血压在一天中会有一定的波动，这种波动是非常正常的现象。但是，为什么会发生这种波动呢？了解血压的日常波动有助于你更好地管理高血压，并且在测量血压时，能够选择最合适的时间。

1.血压波动的自然规律

我们的身体有一个生物钟，它不仅控制着我们的睡眠和醒来时间，还影响着血压的变化。通常，血压在早晨刚起床时会达到一个小高峰，因为这个时候身体正在从休息状态转变为活跃状态，心脏需要泵送更多的血液以应对一天的活动。接着，血压在上午的几小时内保持较高水平，然后在下午逐渐下降。到了晚上，血压会进一步降低，尤其是在睡觉时，血压通常会达到一天中的最低点。

这种“昼夜节律”是一种自然的生理现象，反映了身体对不同时间段的需求。如果你白天很忙碌、压力大或者运动量较大，血压可能会上升更多。而在晚上，身体放松时，血压自然会下降。

2.影响血压波动的因素

除了生物钟，以下几个因素也会导致血压的日常波动：

（1）情绪波动：压力、焦虑、兴奋、愤怒等情绪都会影响血压。比如，当你感到压力大或情绪激动时，身体会释放压力激素，使心跳加快，血压升高。

（2）饮食：你吃什么和什么时候吃也会影响血压。高盐饮食、咖啡因和酒精都可以导致血压短暂升高。相反，富含钾、钙和镁的食物有助于维持正常血压。

（3）运动：运动会让血压在短时间内升高，但长期规律运动实际上有助于降低静息血压。通常，运动后血压会逐渐恢复到正常水平。

（4）药物：如果你在服用降压药物，你的血压波动可能会反映出药物的作用时间。有些药物在早晨起效，有些则在晚上更有效。这也是为什么医生会根据药物的特性建议你在特定的时间服药。

（5）睡眠：良好的睡眠有助于血压的稳定。如果你晚上睡不好，或者患有睡眠呼吸暂停综合征（OSA），血压可能在夜间上升，甚至引发夜间高血压。

3.正确测量血压的时间

为了准确监测血压，最好在每天相同的时间测量。例如，可以选择早晨起床后或晚上睡觉前的时间段进行测量。测量时，要确保自己处于安静、放松的状态，避免在运动后或情绪激动时测量。

此外，如果医生要求你进行全天的血压监测（如24小时动态血压监测），这通常是为了更好地了解你在不同时间段的血压波动情况。通过这种方式，医生可以更精确地评估你的血压控制情况，并调整治疗方案。

因此，血压在一天中的波动是正常的，其受到生物钟、情绪、饮食、运动和药物等多种因素的影响。了解这些波动的规律，可以帮助你更好地管理高血压，选择正确的测量时间，并在必要时与医生讨论如何优化治疗方案。通过合理的监测和管理，你可以更好地控制血压，减少心血管疾病的风险。

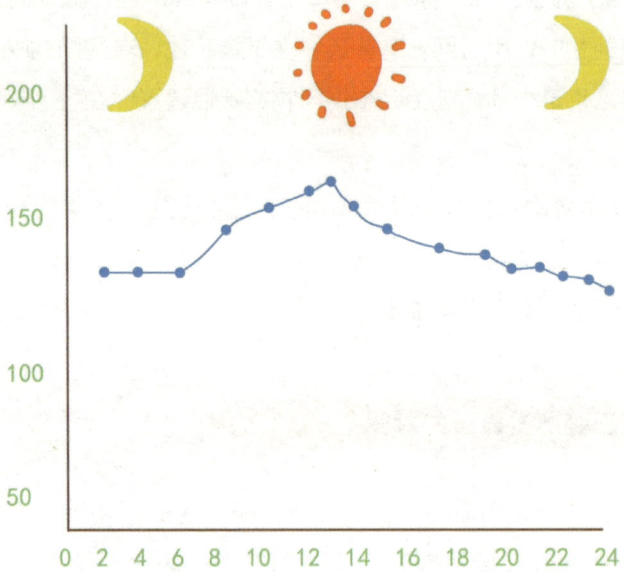

（十）高血压患者需要多久复查一次？

你也许会问：“我已经在按时吃药了，感觉也挺好，那么我到底多久需要复查一次呢？”这个问题非常重要，因为定期复查可以帮助医生了解你的病情变化，调整治疗方案，预防并发症。复查的频率因人而异，取决于你的血压控制情况、治疗方案以及是否存在其他健康问题。

1.复查频率的基本原则

一般来说，复查的频率取决于几个因素，包括你当前的血压水平、你所接受的治疗类型，以及是否存在其他健康风险。以下是一些常见的情况：

（1）初诊高血压或开始新药物治疗的患者：如果你刚刚被诊断出高血压，或者刚开始服用新的降压药物，医生通常会建议你在最初的几周内更频繁地复查。例如，每2～4周进行一次血压检查，以确保药物有效且没有严重的副作用。这段时间的密切监控有助于及时调整治疗方案。

（2）血压尚未稳定的患者：如果你的血压仍然波动较大，或者未达到医生设定的目标范围，你可能需要每月复查一次。医生会根据这些复查的结果来调整药物剂量或添加新的治疗方法。

（3）血压稳定的患者：对于那些血压已经稳定在目标范围内的患者，复查的频率可以降低。一般来说，医生会建议你每3～6个月进行一次复查。这段时间内，你仍然需要在家中定期自测血压，并记录下来供下次复诊时参考。

（4）高风险患者：如果你有其他健康问题，比如糖尿病、慢性肾病或心血管疾病，你可能需要更频繁地复查。高风险患者通常每1～3个月复查一次，以确保各项指标都在安全范围内。

2.复查时医生会做什么?

在复查过程中，医生通常会做以下几件事：

（1）测量血压：这是复查的基础项目。医生会在不同的时间段测量你的血压，以了解你的血压控制情况是否稳定。

（2）检查心脏和血管健康：医生可能会听诊心脏，检查脉搏，评估是否有心脏病的迹象。对于有心血管疾病风险的患者，医生可能会建议做心电图或超声心动图等检查。

（3）评估药物效果和副作用：医生会询问你服药后的感受，是否有任何不适症状，并根据你的反馈决定是否调整药物剂量或更换药物。

（4）检查其他相关指标：对于高风险患者，医生可能会检查血糖、血脂、肾功能等指标，以确保这些因素不会对你的高血压管理产生负面影响。

3.在家自测的重要性

虽然复查很重要，但在两次复查之间的时间里，自我监测血压同样关键。在家中定期测量血压并记录下来，有助于医生全面了解你的血压变化情况。这样，即使在医生复查前，你也能及时发现血压异常，并采取相应措施。

综上所述，高血压患者的复查频率因人而异，初诊或刚开始治疗的患者需要更频繁的复查，而血压稳定的患者则可以每3～6个月复查一次。高风险患者可能需要更密集的监控。在复查期间，医生会评估你的血压控制情况、心血管健康和药物效果。为了更好地管理高血压，定期复查和在家自测血压都是非常重要的。通过这些措施，你可以更好地控制血压，预防并发症，保持健康。

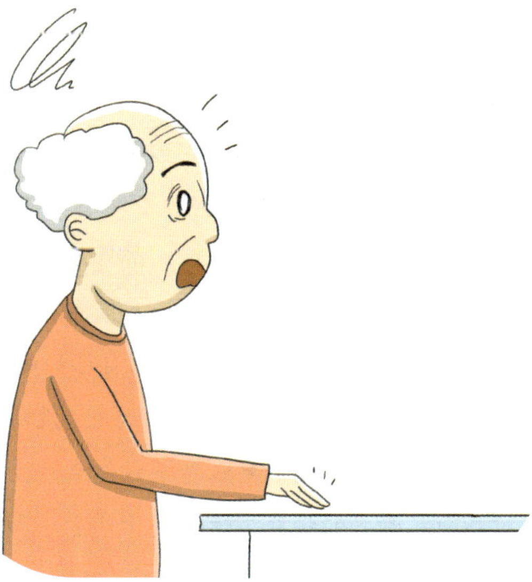

结语

走过这本书的字里行间，我们已经对高血压这个“隐形敌人”有了更深入的了解。从初步诊断到个体化治疗，从生活方式的调整到常见误区的澄清，我们共同探讨了许多与高血压管理密切相关的话题。无论是刚刚被诊断为高血压的读者，还是已经与高血压斗争多年的朋友，相信通过阅读这本书，您已经掌握了一些实用的知识与技巧，能够更好地管理自己的健康。

高血压管理是一项需要持之以恒的工作，它不仅要求我们按时服药，还需要在生活的方方面面做出积极的改变。饮食、运动、情绪管理，这些看似普通的日常习惯，都可能对血压产生重大的影响。因此，我们希望这本书不仅是一本医学指南，更能成为您日常生活中的健康伙伴，时刻提醒您注意自己的健康状况。

对于高血压的控制，没有“速成法”，也没有“一劳永逸”的解决方案。重要的是，我们要保持一种健康的生活态度，乐观积极地面对高血压带来的挑战。通过科学地管理和不懈地努力，高血压可以被有效控制，您的生活质量也将因此得到显著改善。

在未来的日子里，我们希望您能始终保持对健康的关注，遵循书中提到的原则和建议，不断优化自己的生活方式。愿您在与高血压的斗争中，取得长期的胜利，过上更加健康、更加幸福的生活。

感谢您与我们一同完成了这段健康之旅。愿我们所分享的知识和经验，能够在您未来的健康管理中发挥积极的作用。记住，健康的生活是一个持续的过程，而您，是这个过程中最重要的主角。